실력 향상을 위한
아이언 레슨

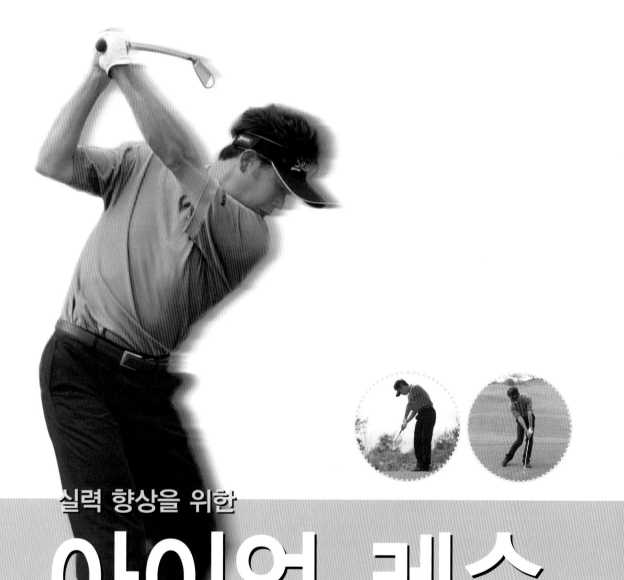

실력 향상을 위한

아이언 레슨

이노우에 토오루 지음 | 이근택 감수

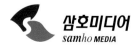

머리글

　아이언 샷의 정확도를 높이기 위해서는 힘을 자유자재로 컨트롤하는 기술이 중요하다. 왜냐하면 롱 아이언으로 탄도가 높은 볼을 치기 위해서는 드라이버 샷과 같이 힘을 살려 스피드를 높이는 스윙이 필요하고, 쇼트 아이언으로 핀을 목표로 할 때에는 힘을 억제하고 클럽을 완전히 자신의 몸 안에서 어프로치 하는 스윙이 필요하기 때문이다.

　그런데 많은 아마추어들은 드라이버와 같은 스윙으로 아이언을 치고 이 기술만으로 코스를 공략하려고 한다. 이렇게 되면 대처할 수 없는 상황이 나오기 마련이며 스코어에서도 한계를 느끼게 된다. 그러므로 힘을 살리거나 억제하는 폭 넓은 기술을 가지고 상황에 따라 적절하게 사용하면 로우 스코어를 만들 수 있다. 이것이 바로 프로선수들의 아이언 샷이라고 할 수 있다.

　실력 향상을 통해서 보다 높은 수준을 목표로 하고 있다면 그러한 능력을 익혀 나가는데 있어 부디 이 책이 도움이 될 수 있기를 바란다.

이노우에 토오루

이 책은 아이언 샷을 단계별로 상당히 구체적이면서도 심도있게 다루었다.

초보자는 물론 중·고급 실력을 보유한 골퍼들에게 있어서도 매우 유익한 지침서가 될 수 있다고 생각한다. 이 책은 어떠한 하나의 동작에 대해 옳고 그름에 대한 결론을 제시하기보다는 각각의 스윙 동작에 대한 장점과 단점을 제시해줌으로써 골퍼의 실력이나 수준, 상황에 따라 가장 적절한 해결책을 마련해 줄 수 있다.

대부분의 아마추어 골퍼들이 기본적인 문제는 제쳐두고 프로의 스윙을 흉내내거나 제멋대로 자기 스타일에 맞추는 등 시행착오를 되풀이 하고 있다. 그러나 이 책은 내용이 상당히 체계적이면서도 일목요연하게 정리되어 있어 구분동작 하나하나에 대해 상세한 정보를 독자들에게 전달해 준다. 따라서 혼자서도 정확하게 판단할 수 있으므로 골퍼들에게 매우 유익하고 좋은 교습서로서 충분한 몫을 하리라 믿는다.

한국 GTL골프아카데미 원장
이근택

차례

| 제1장 |

아이언 샷의 진실

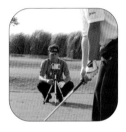

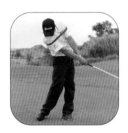

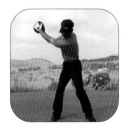

| 제 2 장 |
아이언 샷의 기본

| 제 5 장 |
실전 스윙 체크

| 제 6 장 |
상황에 따른 공략법

제 1 장
아이언 샷의 진실

목표를 겨누고 나서 불필요하게
공이 높이 날아가지 않도록 한다.
먼저 아이언 스윙의 특성과 볼을 낮게 치는
메커니즘을 이해한다.

볼이 낮아야
컨트롤 하기에 유리하다

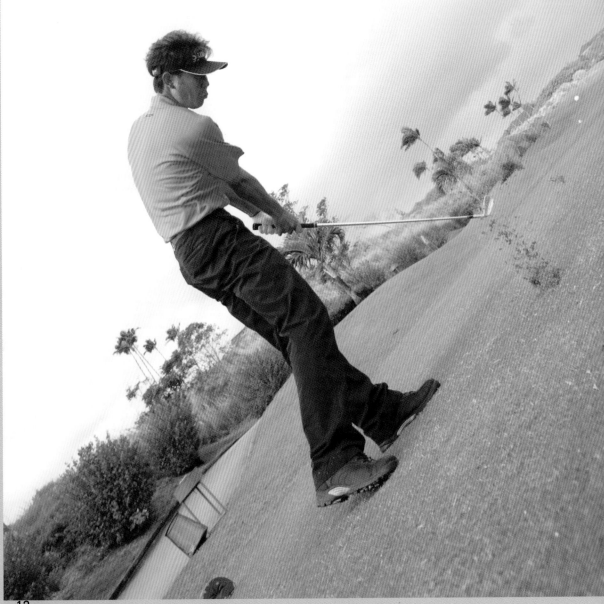

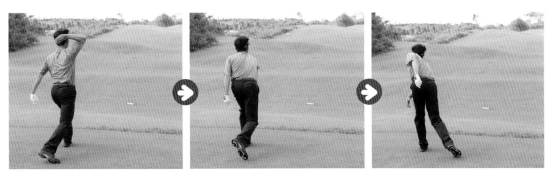

▸▸ 목표를 향해 볼을 던질 때 볼을 낮게 던지면 컨트롤하기 쉽다.

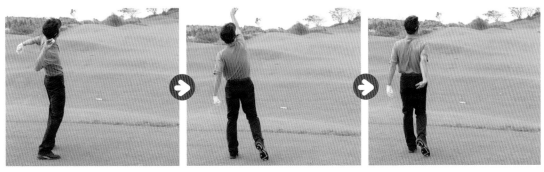

▸▸ 볼을 높게 던지면 컨트롤이 잘 되지 않는다.

　기본적으로 볼을 그린 위에서 멈추도록 한다는 측면에서 아이언은 어디까지나 볼을 낮게 치기 위한 클럽이다. 프로선수들은 볼을 높게 치기 때문에 잘 멈춘다고 생각할지 모르겠지만 그것은 큰 오해이다. 프로선수들은 가능한 한 빨리 착지하게 하고 싶어 한다. 특히 쇼트 아이언으로 볼을 최대한 낮게 치려고 하는 선수가 많다.

　공중으로 볼을 높게 치면 칠수록 바람이나 지형의 영향을 받아 볼이 어디로 떨어질지 읽어내기가 어렵다. 프로선수들은 이러한 불확실한 요소들을 줄이기 위해서 볼을 낮게 치는 것이다.

　야구경기에서 외야수가 홈으로 공을 보내려고 할 때를 생각해보면 낮은 볼의 장점을 바로 알 수 있다. 원바운드가 되더라도 볼을 낮게 던지는 것이 유리하며 이것이 기본이다.

　어깨가 강한 선수는 바운드 없이 낮은 볼로 홈까지 던질 수 있지만 어깨가 약한 선수는 설령 바운드 없이 던질 수 있다고 하더라도 바운드시켜서 던지도록 지도를 받는다. 그렇게 하는 편이 볼을 컨트롤하기가 쉽기 때문이다.

　낮은 라이너성의 탄도는 그만큼 컨트롤하기에 수월하다. 이에 비해 위로 향하는 볼의 운동은 쳤을 때 목표로 하던 방향과 떨어질 때의 방향이 어긋난다.

　그러므로 아이언의 탄도는 어느 정도 낮게 하는 것이 훨씬 좋다고 할 수 있다.

완벽한 스윙을 목표로 한다

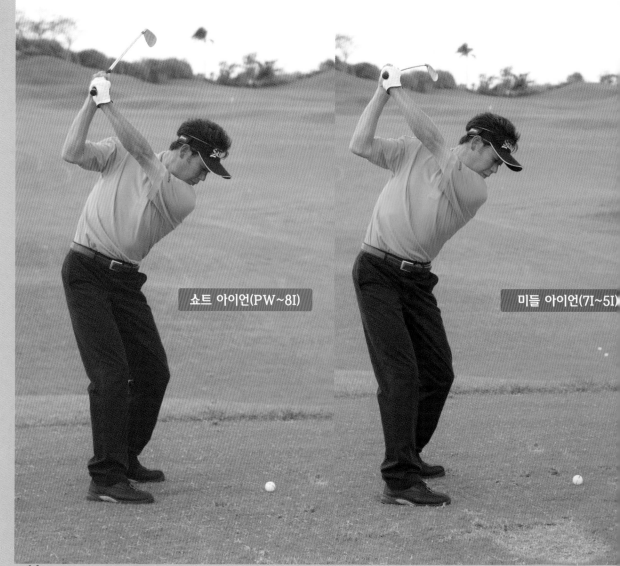

클럽의 힘을 억제하며 친다.

컨트롤 샷을 이용

쇼트 아이언(PW~8I)

클럽의 힘을 억제하며 친다.

풀스윙과 컨트롤 샷을 병행

미들 아이언(7I~5I)

드라이버의 경우는 '멀리 보내는 것을 우선시 하지만 아이언은 컨트롤이라는 요소의 비중이 크다. 다시 말해 '그린을 공략한다' 고 하는 것이 아이언의 역할이다.

다만 아이언이라 하더라도 롱 아이언, 미들 아이언, 쇼트 아이언에 따라 차이가 있으며

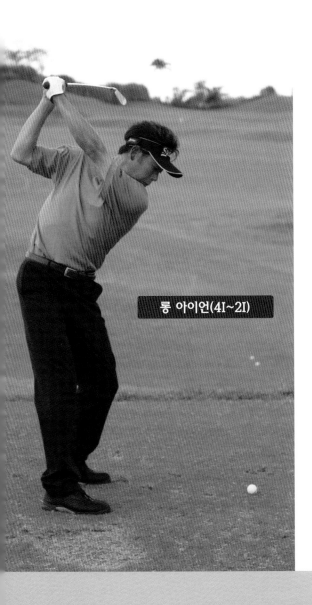

클럽의 힘을 살려서 친다.

기본적인 풀스윙

롱 아이언(4I~2I)

각각의 샷에 있어서는 목적과 기술에 차이가 있다.

예컨대 롱 아이언은 거리를 늘림과 동시에 그린에 멈추게 하기 위해 볼을 날려야 하므로 어느 정도 풀스윙이 요구된다. 다시 말해 탄도의 높이를 얻기 위해 '힘을 살려서 휘두르는' 스윙으로 친다는 것이다. 따라서 롱 아이언은 강한 어겐스트나 트러블 샷의 경우 이외에는 낮게 치는 기술이 필요하지 않다. 한편 쇼트 아이언은 원래 높이 올라가기 쉬운 구조로 되어 있으며 핀을 겨누는데 있어서 높은 정확도가 요구되는 클럽이므로 높게 칠 필요가 없다. 이 때문에 힘을 억제하면서 휘둘러 탄도를 억제하는 기술이 저절로 생기게 되는 것이다.

이러한 기술적인 차이 때문에 '드라이버나 롱 아이언은 잘 하더라도 쇼트 아이언은 경력이 쌓일수록 자신이 없다' 고 하는 사람들이 있는가 하면, 반대로 '쇼트 아이언은 자신 있어도 롱 아이언은 경력이 쌓일수록 자신 없다' 고 하는 사람들도 있다.

물론 어느 쪽도 능숙하게 소화해 낼 수 있는 스윙이어야 할 것은 말할 것도 없다. 힘을 살려 치는 롱 아이언의 풀스윙, 힘을 억제하며 치는 쇼트 아이언의 컨트롤 샷, 그리고 상황에 따라서 미들 아이언으로 선택하여 치는 이러한 기술을 모두 소화해 낼 수 있도록 하는 것이 아이언을 마스터한다는 것을 의미하며, 보다 높은 수준으로 도약할 수 있게 한다.

클럽의 로프트를 더 크게 하지 않는다.

손목과 샤프트의 각도를
유지하며 휘두르자.

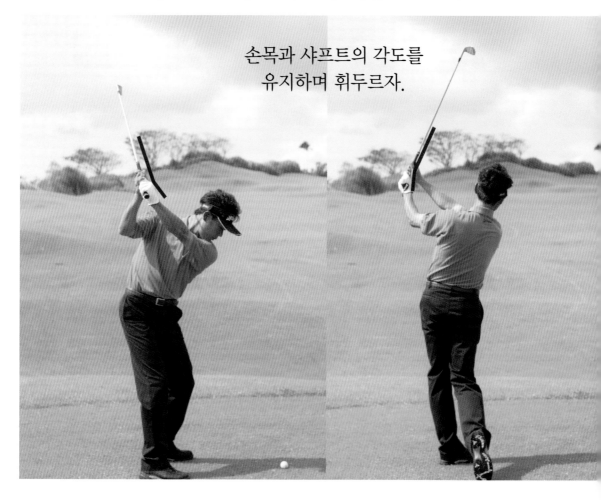

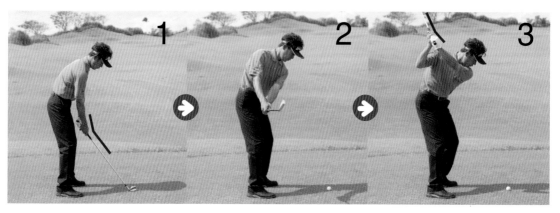

▶▶ 헤드가 떨어지듯 내려오는 것을 억제하면서 스윙한다.

일단 클럽이 움직이기 시작하면 힘이 생겨 난다.

드라이버 샷은 힘을 살리면서 휘둘러 스피 드를 내지만, 볼을 날리는 것 자체가 목적이 아닌 아이언 샷의 경우는 힘을 어느 정도 억 제하면서 휘두르는 기술이 필요하다.

힘을 억제하면서 스윙을 한다는 것은 클럽 의 로프트를 높이지 않고 휘두르는 것으로 컨트롤 샷의 기본이라고 할 수 있다. 물론 힘 을 살려서 스윙하는 경우도 있지만 힘을 억 제하고 클럽을 컨트롤하는 경우가 압도적으 로 많다.

힘을 억제할 때에 중요한 것은 손과 클럽 의 각도를 유지하면서 휘두르는 것이다. 다 운스윙을 시작하면 클럽 헤드는 아래로 떨어 지려고 하지만 손목에 힘을 넣어 이를 참는 것이다.

이렇게 휘두르면 정면에서의 궤도는 드라 이버가 U자형이라면 아이언은 V자형이 된 다. 이 궤도 변화에 따라 예각의 입사 각도를 확보할 수 있으며 좋지 않은 라이에서도 잘 대응할 수 있게 된다.

그러나 아무리 손의 각도를 유지하며 지연 히팅 하더라도 실제로는 힘을 이기지 못한다. 따라서 힘을 완전히 억제하는 쇼트 어프로치의 궤도대로는 내려오지 않는다. 지연하는 느낌이 면서 다운스윙에서는 온 플레인 위를 내려와서 폴로 스루에서는 클럽을 세우게 된다.

클럽의 로프트를 더 크게 하지 않고 휘두를 수 있는 것은 샌드웨지로 치는 60야드 정도의 샷까지일 것이다. 예컨대 8번 아이언의 컨트 롤 샷에서는 힘을 이길 수 없다는 것을 이해 하고 억제하면서 치는 것이 중요하다.

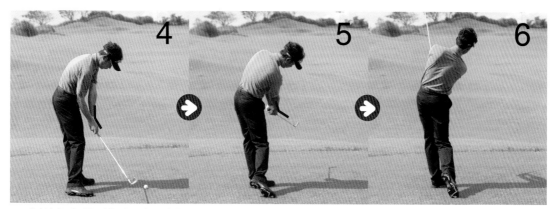

▶▶ 아이언의 컨트롤 샷은 손목과 클럽의 각도를 유지하면서 휘두른다.

모던 스윙과 클래식 스윙

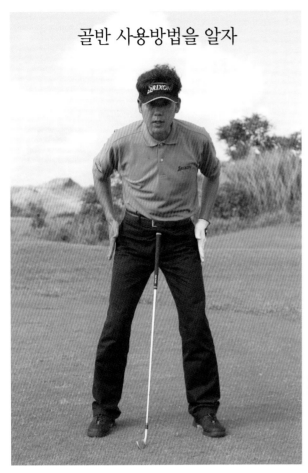

골반 사용방법을 알자

▶▶ 골반을 슬라이딩시킬지
회전시킬지에 따라
스윙은 두 가지로 나누어진다.

골프스윙은 골반의 사용방법에 따라 크게 두 가지 타입으로 나누어진다.

첫 번째는 타이거 우즈와 같이 골반을 좌우로 슬라이딩시키는 것으로 다이내믹하게 몸을 움직이는 타입이다. 백스윙에서 오른쪽 다리 관절에 무게를 싣고, 폴로 스윙에서는 왼쪽 다리 관절에 무게를 실어서 턴을 한다. 이것은 2개의 축을 기준으로 회전 스윙하는 것으로 필자는 이것을 '모던 스윙'이라고 부른다. 이 타

모던 스윙

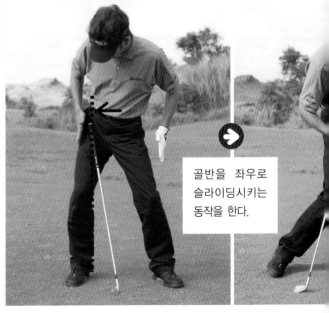

골반을 좌우로
슬라이딩시키는
동작을 한다.

입은 중심 이동량이 많고 팔의 로테이션을 억제하면서 클럽을 직선적인 느낌으로 끝까지 휘두르는 것이다.

두 번째는 바비 존스나 바이런 넬슨과 같이 골반을 축으로 하여 그 자리에서 회전시켜 치는 것으로 1개의 축을 기준으로 하는 클래식 스윙이다. 이 타입은 중심 이동량이 적으며 팔을 부드럽게 사용하여 원운동을 하는 느낌으로 클럽을 휘두른다.

어느 스윙이 좋다 나쁘다 말할 수는 없으며 개성의 범주라고 생각하면 된다. 스윙에서 좌우 대칭성을 유지하는 한 어느 타입이라도 상관없다. 다만 모던 스윙은 보다 강한 근력을 필요로 한다.

중요한 것은 모던 스윙과 클래식 스윙은 각각 트레이닝이나 연습 방법에 차이가 있는 경우가 있다. 직선적인 느낌의 모던 스윙을 목표로 하는 선수가 원운동의 느낌을 만드는 연습을 하지 않는 것처럼 어떤 타입을 위한 연습인지 잘 이해하고 해야 한다.

다만 현실적으로 봤을 때 아이언을 한 가지 방법으로만 치는 것은 충분하지 못하다. 모던 스윙을 하는 선수에게도 한 개의 축으로 회전하여 치지 않으면 안 되는 상황이 생기기 마련이다. 예컨대 급격한 내리막 경사나 발이 놓인 장소가 좋지 않을 때에는 중심이동을 할 수 없다. 이러한 경우에는 몸을 고정하고 클래식 스윙으로 핸디 테크닉을 써야 한다.

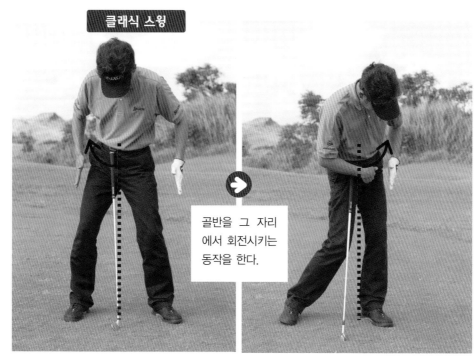

클래식 스윙

골반을 그 자리에서 회전시키는 동작을 한다.

로테이션을 억제하면서 휘두른다

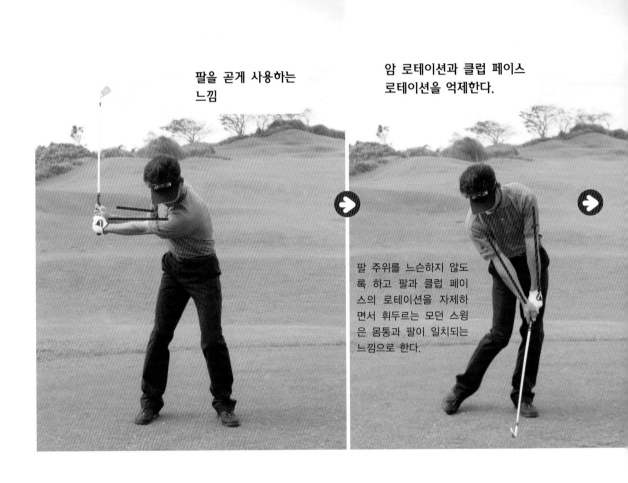

팔을 곧게 사용하는 느낌

암 로테이션과 클럽 페이스 로테이션을 억제한다.

팔 주위를 느슨하지 않도록 하고 팔과 클럽 페이스의 로테이션을 자제하면서 휘두르는 모던 스윙은 몸통과 팔이 일치되는 느낌으로 한다.

▶▶ 팔을 곧게 펴고 피라미드 형태로 움직인다.

모던 스윙은 힘을 억제하면서 휘두르는 것으로 탄도를 낮추어 목표 지점을 잘 겨냥하고 치는 스윙이다.

구체적으로 팔을 곧게 펴고 움직이는 동작으로 팔과 클럽 페이스 로테이션을 억제하면서 스윙을 한다. 몸은 머리가 움직이는 정도가 적고, 골반이 좌우로 슬라이딩 되는 피라미드형 움직임이 되지만 이것은 팔을 곧게 사용하기 때문에 어쩔 수 없는 바디모션이라고 할 수 있다.

팔을 곧게 펴고 고정시켜
스윙하면 몸통과 팔이
일치되는 느낌이 든다.

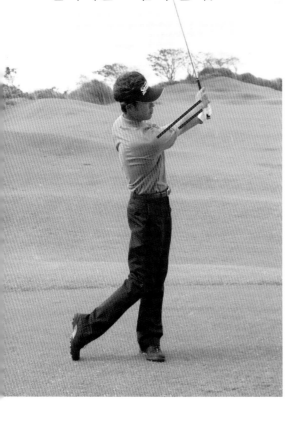

클래식 스윙

팔을 부드럽게 움직이는 느낌

팔을 부드럽게 사용하는 클래식 스윙에서는 '시원하게 친다', '샤프하게 휘두른다'는 느낌이 든다.

암 로테이션과 클럽 페이스 로테이션을 적극적으로 사용한다.

팔 주위를 고정시키고 몸을 크게 움직이면 탄도는 낮게 되며 볼을 목표 지점으로 부드럽게 보내는 느낌이 들게된다. 한편 팔을 부드럽게 사용하는 클래식 스윙에서는 '시원하게 친다', '샤프하게 휘두른다' 는 느낌이 생긴다.

어느 쪽의 감각으로 플레이할지는 신체적인 능력과 감성에 맞추어 선택하는 것이 좋으며 스윙의 좌우 대칭성만 잘 지켜진다면 어느쪽을 사용해도 무방하다.

아래쪽을 향하여 휘두른다

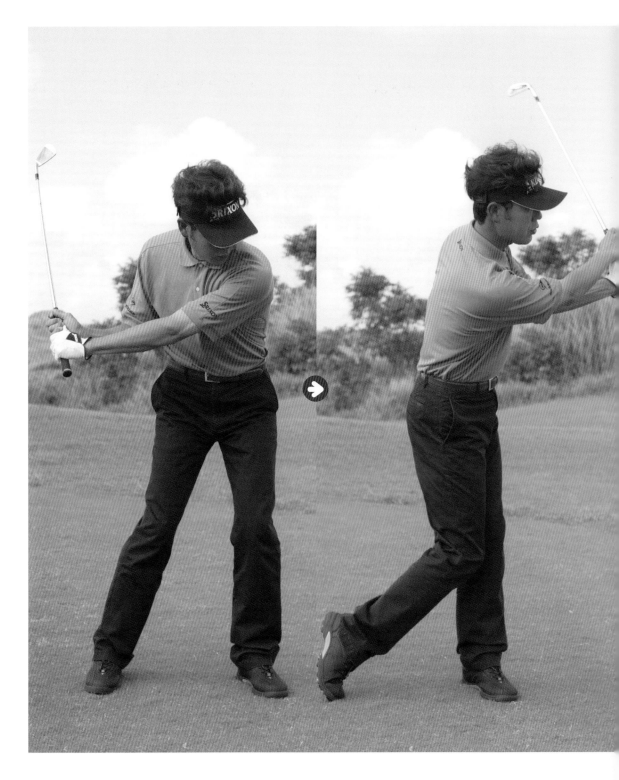

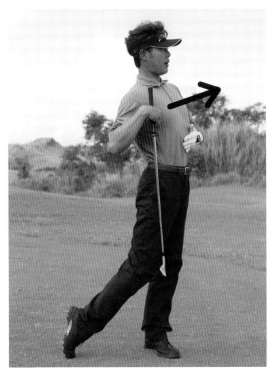

▶▶ 모던 스윙에서는 가슴을 펴고 스윙하지만 이렇게 하면 탄도가 높아지기 쉽다.

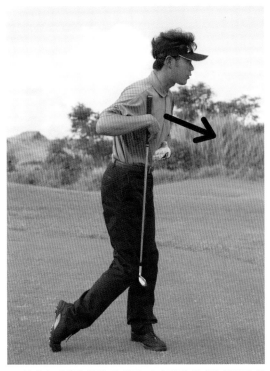

▶▶ 상체가 아래를 향한 채 왼쪽 다리 관절 위에서 턴하면 폴로가 낮게 나와 탄도가 낮게 된다.

▶▶ 클래식 스윙은 아래를 향하면서 휘둘러 볼을 낮게 친다.

팔을 부드럽게 사용하는 클래식 스윙은 힘을 살리는 샷이기도 하다. 그러나 힘을 살려서 치면 볼이 높이 올라가기 쉬운 단점이 있으므로 볼을 낮게 치는 경우에는 몸동작으로 보완해야 한다.

이런 경우에는 전설적인 로우 볼 히터로 명성이 높은 치치 로드리게스나 게리 플레이어와 같이 몸의 중심을 아래로 향하면서 움직이는 것이 좋다. 이렇게 하면 헤드가 낮고 길게 들어가게 되어 폴로에서도 낮게 빠져나가므로 탄도가 낮게 되는 것이다.

반면에 팔을 곧게 사용하는 모던 스윙에서는 타이거 우즈와 같이 가슴을 펴기 때문에 정반대의 테크닉이 되는 것이다.

만일 가슴을 닫아버리는 습관이 고쳐지지 않는다면 과감하게 클래식 스윙으로 바꾸면 성공할 가능성도 있다.

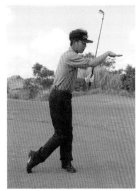

▶▶ 시선을 높이지 말고 낮게 유지하는 것도 볼을 낮게 치기 위한 중요한 테크닉이다.

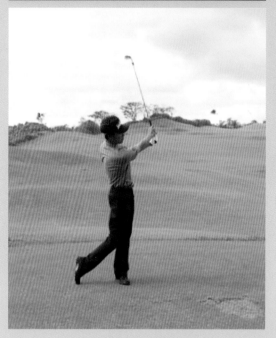

[라인이 깨끗한 샷]

낮은 탄도에서 목표 지점까지 볼을 날카롭게 치는 컨트롤 샷이다. 손과 클럽의 각도를 계속해서 유지하고 클럽에 생기는 힘을 억제하면서 스윙한다.

제 2 장
아이언 샷의 기본

이 장에서는 아이언 어드레스의 기본과
스윙의 기본이 되는 바디모션을 배워본다.

어드레스의 기본

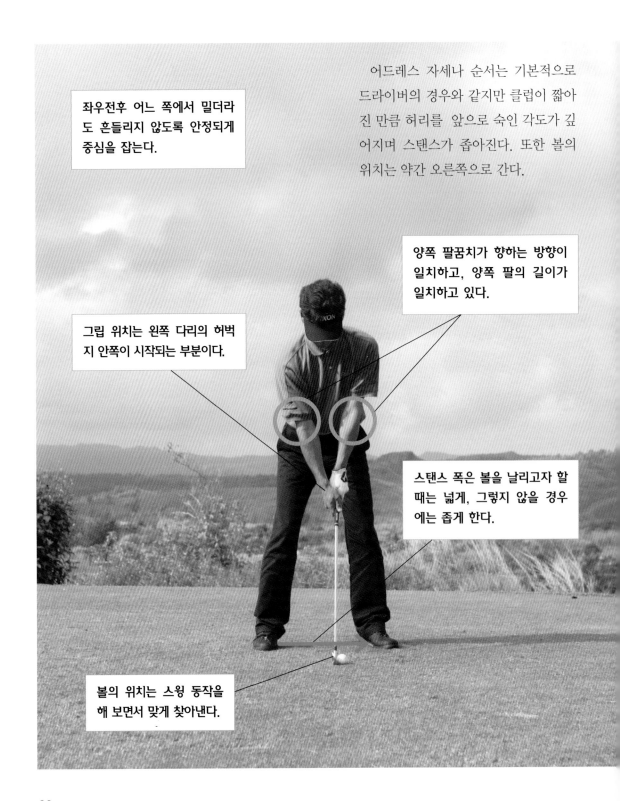

어드레스 자세나 순서는 기본적으로 드라이버의 경우와 같지만 클럽이 짧아진 만큼 허리를 앞으로 숙인 각도가 깊어지며 스탠스가 좁아진다. 또한 볼의 위치는 약간 오른쪽으로 간다.

좌우전후 어느 쪽에서 밀더라도 흔들리지 않도록 안정되게 중심을 잡는다.

양쪽 팔꿈치가 향하는 방향이 일치하고, 양쪽 팔의 길이가 일치하고 있다.

그립 위치는 왼쪽 다리의 허벅지 안쪽이 시작되는 부분이다.

스탠스 폭은 볼을 날리고자 할 때는 넓게, 그렇지 않을 경우에는 좁게 한다.

볼의 위치는 스윙 동작을 해 보면서 맞게 찾아낸다.

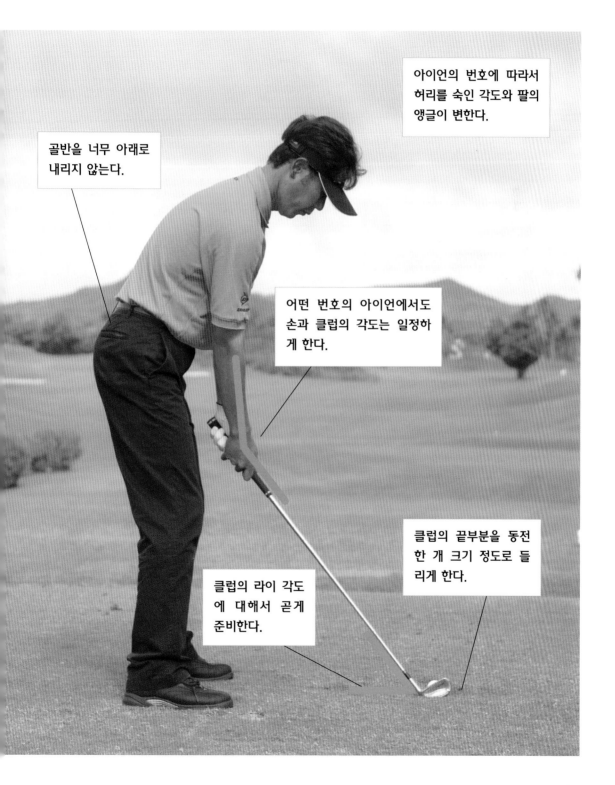

아이언의 번호에 따라서 허리를 숙인 각도와 팔의 앵글이 변한다.

골반을 너무 아래로 내리지 않는다.

어떤 번호의 아이언에서도 손과 클럽의 각도는 일정하게 한다.

클럽의 끝부분을 동전 한 개 크기 정도로 들리게 한다.

클럽의 라이 각도에 대해서 곧게 준비한다.

손과 클럽의 각도를 일정하게 한다

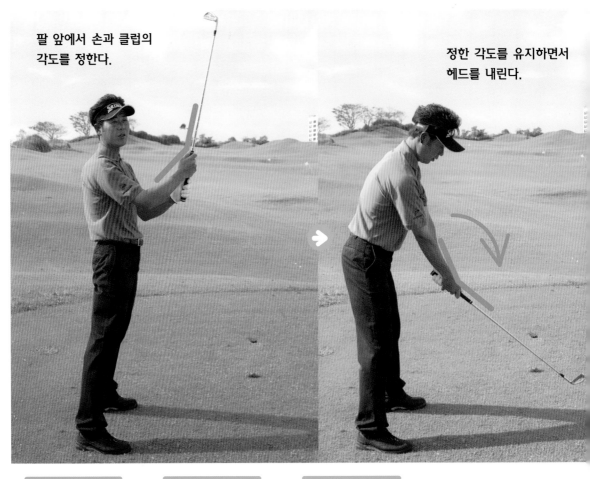

팔 앞에서 손과 클럽의 각도를 정한다.

정한 각도를 유지하면서 헤드를 내린다.

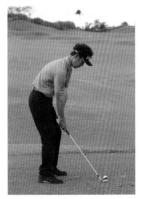

쇼트 아이언

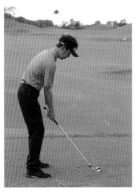

미들 아이언

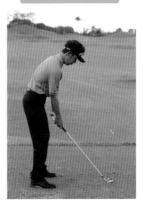

롱 아이언

▶▶ 어떤 번호의 클럽을 쓰더라도 어드레스에서 허리를 숙인 각도나 팔의 앵글이 일정하다고 생각하는 사람들이 많지만 실제로는 그렇지 않다. 손과 클럽 앵글을 일정하게 한 결과, 짧은 클럽에서는 허리각도가 깊어지고 그립의 포지션이 몸과 가까워지는 반면 클럽이 길어지면 자세는 점점 서는 것 같은 기분이 들어 그립은 몸에서 떨어진다. 클럽의 라이 각도는 클럽 번호에 따라 다르므로 이것은 당연한 것이다.

▶▶ 손과 클럽 사이에서 만들어지는 앵글과 라이각도가 허리각도와 손의 포지션을 정한다.

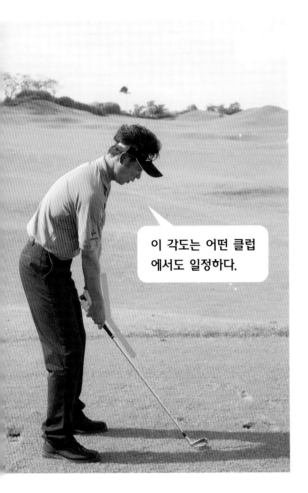

이 각도는 어떤 클럽에서도 일정하다.

골프에서 말하는 보편적인 각도란 허리각도나 척추와 팔의 각도가 아닌 어드레스 때의 손목과 샤프트의 각도(손과 클럽의 앵글)이다. 어떤 번호의 클럽을 가지고 있더라도 이 각도만큼은 일정하게 유지해야 한다.

프로선수들은 이런 의식이 강하므로 가슴 앞에서 미리 손과 클럽의 경사 앵글을 만들면서 그립을 잡고 이후에 헤드를 지면에 내려놓는다. 이때 라이각도 대로 클럽을 세팅해야 하며 이를 가능하게 하는 것은 손과 클럽의 앵글이다. 경험이 풍부한 프로선수들은 가슴 앞에서 이 앵글을 만들 수 있다.

경험이 적은 아마추어가 프로선수들의 셋업 방법을 흉내 내면 손과 클럽 각도가 너무 많이 커지거나 너무 작아져서 라이각도 대로 세팅을 할 수 없는 경우가 많으므로 다음 페이지에서 소개하고 있는 것과 같이 먼저 클럽을 지면에 라이각도 대로 세팅하고 여기에 손을 곧게 대어 그립을 잡는 것이 좋다.

이 순서를 반복하다보면 언젠가 가슴 앞에서 적절한 앵글을 만들 수 있게 될 것이다.

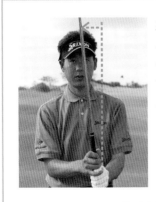

좌우 앵글도 중요
가슴 앞에서 핸드 퍼스트의 앵글을 만들고 나서 클럽을 지면에 내려놓고 준비한다.

손은 경사지게 가져다 댄다

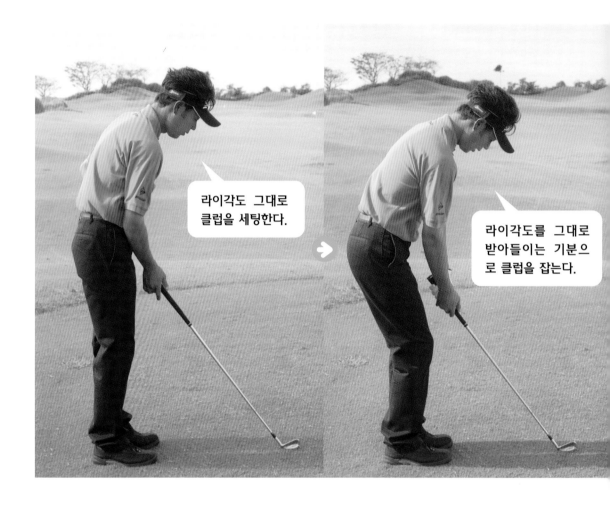

라이각도 그대로
클럽을 세팅한다.

라이각도를 그대로
받아들이는 기분으
로 클럽을 잡는다.

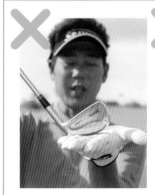

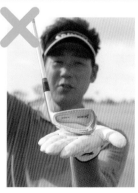

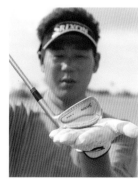

토우는 동전 한 개 정도 띄운 상태로 준비

토우가 너무 들뜨거나
(왼쪽 사진), 목 부분이
너무 들떠도(중간 사
진) 안 된다. 어드레스
와 임팩트에서 클럽잡
는 각도를 계산하고 끝
부분을 동전 한 개 정
도 띄워 놓는다(오른쪽
사진).

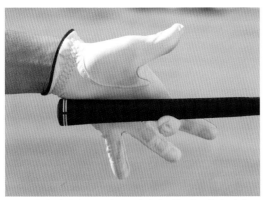

▶▶ 클럽의 라이각도를 받아들이면서 잡는다. 벤 호건이 그의 저서 「모던 골프」에서 말한 것과 같이 왼손바닥의 아래쪽인 살이 두툼하게 있는 부분에서 클럽을 지탱하는 형태가 된다.

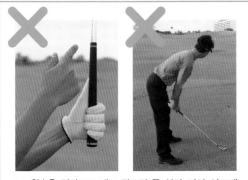

▶▶ 왼손을 직각으로 대고 잡으면 롱 섬이 되어 어드레스가 극단적으로 핸드 다운 되어 버린다.

▶▶ 클럽의 라이각도에 대해서 팔을 중립으로 놓으면 자연스러운 어드레스가 완성된다.

그립을 할 때 주의해야 할 것은 그립을 왼손에 직각으로 대고 롱 섬(왼쪽 엄지손가락을 뻗는)이 돼 버리면, 자세를 잡았을 때에 극단적인 핸드 다운이 된다는 점이다. 이것은 스윙하기 전에 되돌려줘야 할 짐을 짊어지는 것과 같은 것으로 좋은 스윙은 물론 좋은 자세를 만들려고 해도 잘 되지 않는다.

아이언은 드라이버만큼 또는 그 이상으로 라이각도 대로 먼저 준비자세를 취해 보는 것이 중요하다. 라이각도에 대해 좋은 포지션을 취하고 먼저 쥐어본다. 이때 무리하게 그립을 만들어 들어가려 하거나 반대로 경사지게 들어가려고 하면 안 된다.

팔을 축 늘어뜨려 라이각도를 맞춘 클럽에 손을 가져다 대었을 때 경사진 앵글을 가능한 한 유지하며 잡는다. 이렇게 하면 자연스럽게 왼손바닥의 살이 두툼한 부분에서 클럽을 지탱하게 된다.

물론 손의 크기나 골격에 따라서 다르지만 클럽의 라이각도에 따라 팔을 중립으로 놓으면 대개 그 라인으로 쥐어진다.

클럽의 페이스 방향은 양손으로 느낀다.

클럽 페이스의 방향은 기본적으로 유일한 접점인 그립에서 직감적으로 알아낸다. 어느 한 쪽 손이 보다 감각적으로 잘 알아낼 수 있는 것은 아니다. 양팔은 일체감을 가지고 있으므로 골퍼의 감각으로 볼 때는 양팔이 하나의 팔과 같은 것이다. 그러므로 클럽의 페이스 방향도 양손으로 느끼는 방법밖에 없다. 그립에서 중요한 것은 손으로 얻은 정보가 스윙 전체에 큰 영향을 미친다는 것이며, 그립을 변화시킴에 따라 지금까지의 회로가 변해버린다는 것이다. 반대로 스윙을 바꾸었을 때에는 그립을 함께 바꾸지 않으면 진정한 의미의 스윙 교정이라 할 수 없다.

볼의 위치를 찾는 방법

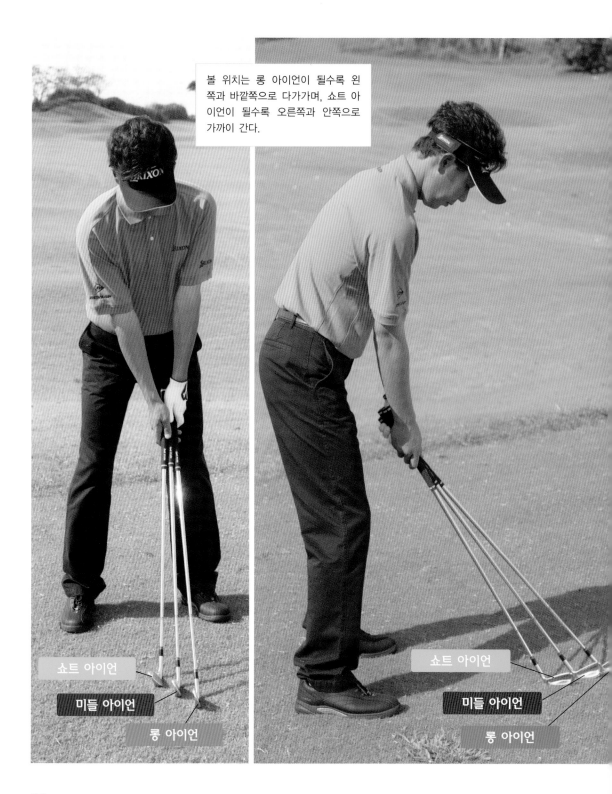

볼 위치는 롱 아이언이 될수록 왼쪽과 바깥쪽으로 다가가며, 쇼트 아이언이 될수록 오른쪽과 안쪽으로 가까이 간다.

쇼트 아이언

미들 아이언

롱 아이언

쇼트 아이언

미들 아이언

롱 아이언

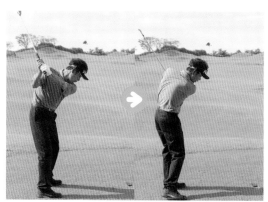

▶▶ 스윙 동작을 해보면서 클럽이 지면에 닿는 장소에 볼을 놓는다.

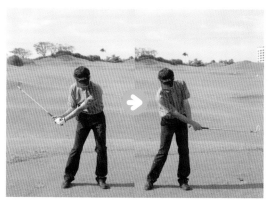

▶▶ 클럽이 지면에 닿는 장소와 자신이 '이곳'이라고 생각하는 볼 위치가 일치하는 곳이 볼 위치로 가장 최적이다.

그립의 압력

그립의 기본적인 압력은 클럽을 연속으로 휘둘렀을 때의 압력을 말하지만 현실적으로 그립을 하는 강세는 상황에 따라서 다르다. 롱 아이언처럼 힘을 살리는 스윙에서는 그립의 압력은 약해진다. 그러나 라인이 깨끗한 샷이나 펀치 샷과 같은 샷은 힘을 억제하면서 휘두르는 스윙이므로 그립의 압력이 강해진다. 또한 쇼트 아이언에서는 볼을 안정시키려고 할 때 그립이 약하면 볼의 진행 방향을 컨트롤할 수 없으므로 그립의 압력은 강해진다.

▶▶ **스윙 동작을 해보면서 클럽 헤드가 지면과 닿는 장소에 볼을 놓는다.**

아이언으로 볼의 위치를 찾는 방법은 스윙 동작을 해보면서 지면의 잔디를 잘라보는 것이다. 볼을 친다고 생각하면서 스윙 동작을 해보고, 지면과 클럽이 닿는 부분에 볼을 놓으면 된다.

이와 같이 스윙 동작으로 자신과 지면의 거리감각을 파악하는 것은 매우 중요하다.

프로골퍼가 자신의 볼이 생각지도 않은 라이로 가버렸을 때에 몇 번씩 스윙 동작을 반복하는 이유도 헤드가 지나가는 존을 확인하려는 것이다. 이렇게 하여 헤드가 통과하는 느낌을 머릿속에 그리면서 볼을 어떻게 세팅할지를 정하는 것이다.

실제로 볼의 위치는 클럽의 번호에 따라서 달라진다. 롱 아이언이 될수록 왼쪽으로 다가가고 쇼트 아이언이 될수록 오른쪽으로 다가간다. 이것은 그립 포지션이 바뀌지 않는 이상 자연스러운 것이다.

쇼트 아이언에서도 왼발 뒤꿈치 쪽에 놓는 사람도 있지만 그런 사람은 어드레스에서 머리와 몸의 중심 포지션이 왼쪽에 놓여 있다. 머리와 무게중심을 가운데에 두면 볼의 위치는 오른쪽으로 들어오게 된다.

무게중심은 균등하게 분배한다

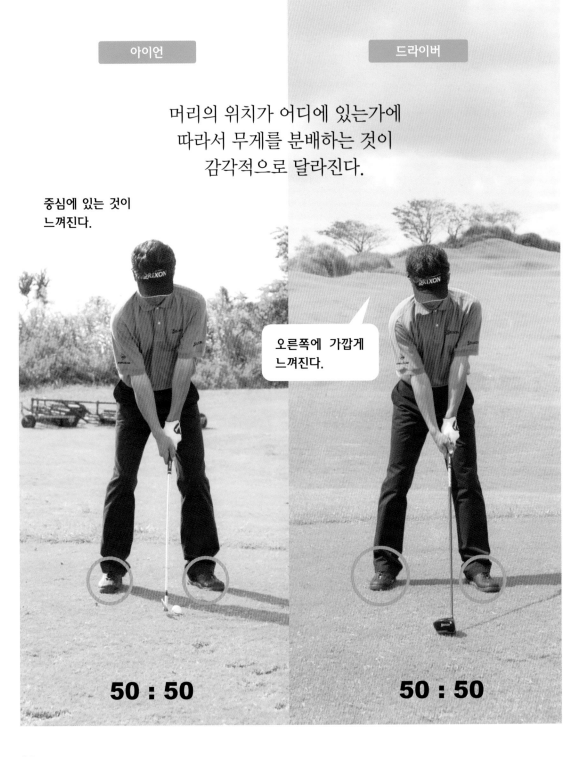

아이언

드라이버

머리의 위치가 어디에 있는가에
따라서 무게를 분배하는 것이
감각적으로 달라진다.

중심에 있는 것이
느껴진다.

오른쪽에 가깝게
느껴진다.

50 : 50

50 : 50

▶▶ 클럽의 번호가 달라져도 무게는 균등하게 분배한다.

쇼트 아이언	미들 아이언	롱 아이언
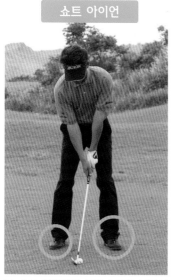	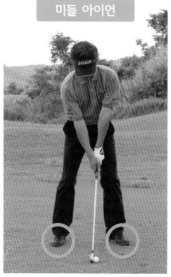	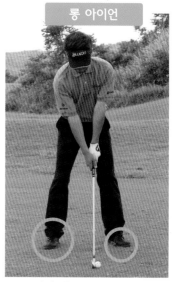

▶▶ 쇼트 아이언은 볼을 오른발 가까이 놓고 왼쪽에서 무게를 느낀다.

▶▶ 미들 아이언은 좌우 균등하게 무게를 느낀다.

▶▶ 롱 아이언은 볼을 왼발 가까이 놓고 오른쪽에서 무게를 느낀다.

▶▶ 볼을 위쪽에서 보기 때문에 왼쪽에서 무게가 느껴지는 것뿐이다.

기본적으로는 어떤 클럽도 무게 분배는 50:50이 좋다. 다만 볼을 보는 위치가 달라지면 볼의 포지션에 대해 머리의 위치가 어디에 있느냐에 따라 무게 분배는 감각적으로 달라진다.

가령 드라이버의 어드레스는 몸의 균형상 좌우가 균등하지만 왼쪽에 있는 볼을 오른쪽에서 보고 있으므로 오른쪽 무게 분배가 증가한 것과 같은 느낌이 드는 것뿐이다.

클럽이 짧아질수록 스탠스 폭이 좁아져서 볼의 위치가 중간에 들어가게 되므로 아이언에서는 볼을 보는 위치가 더 높아지게 된다. 이 때문에 드라이버에 비해서 왼쪽으로 무게가 느껴지는 것이다.

극단적으로 오른쪽 무게중심이나 왼쪽 무게중심으로 자세를 고정하고 치는 사람이 있지만 그렇게 되면 다이내믹한 움직임을 할 수 없게 된다.

핸드 퍼스트의 정도는?

왼쪽 허벅지 안쪽의 그립 포지션은 그다지 바뀌지 않으므로 아이언의 핸드 퍼스트량은 드라이버에 비해 강해진다. 그리고 쇼트 아이언이 되어감에 따라서 더욱 핸드 퍼스트가 된다. 드라이버와 아이언 그립 포지션을 바꾸는 선수는 없으므로 볼의 위치가 다르면 당연히 클럽의 앵글도 변하는 것이다.

힘을 억제하고 친다

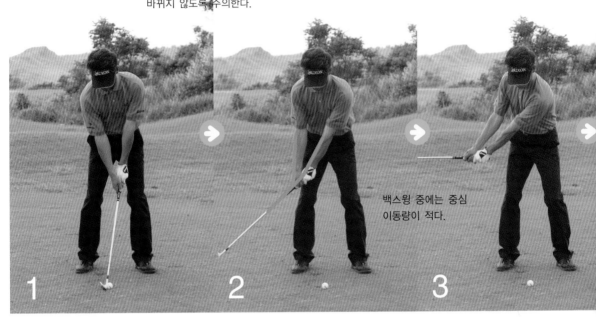

스윙 중에는 손과 샤프트 각도가
바뀌지 않도록 주의한다.

백스윙 중에는 중심
이동량이 적다.

1 2 3

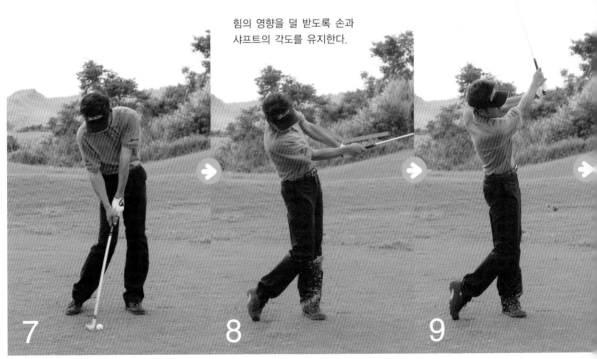

힘의 영향을 덜 받도록 손과
샤프트의 각도를 유지한다.

7 8 9

클럽을 세우는 느낌
으로 올린다.

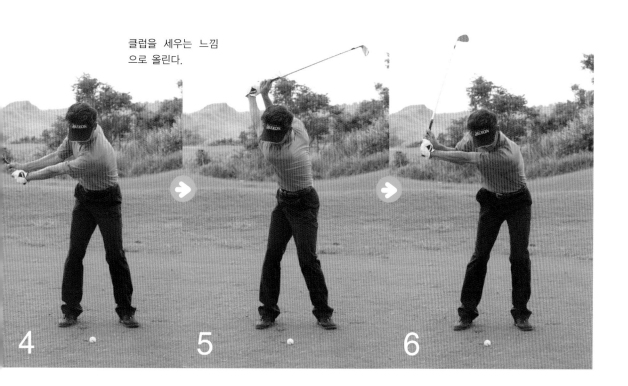

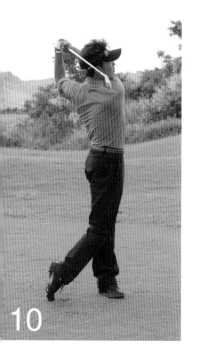

▶▶ 목표 지점에 대한 의식을
임팩트를 확실히 하는 느낌으로 친다.

　보다 높은 정확도가 요구되는 쇼트 아이언은 클럽에서 발생하는 힘을 억제하면서 치는 컨트롤 샷이 기본이다. 팔을 곧게 사용하고, 팔과 클럽 페이스를 로테이션시키지 않고 치도록 한다.

손목각도를 유지한다

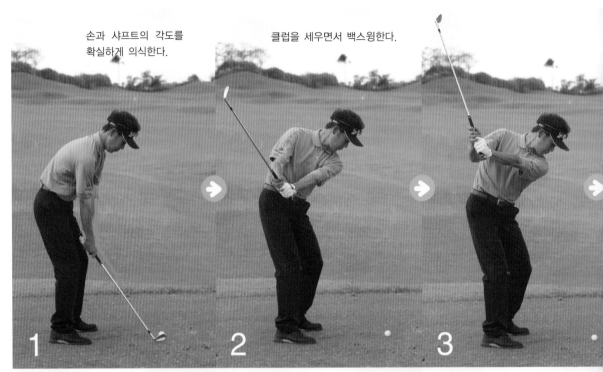

손과 샤프트의 각도를
확실하게 의식한다.

클럽을 세우면서 백스윙한다.

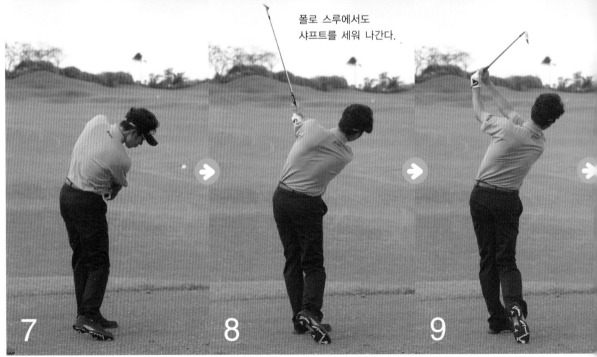

폴로 스루에서도
샤프트를 세워 나간다.

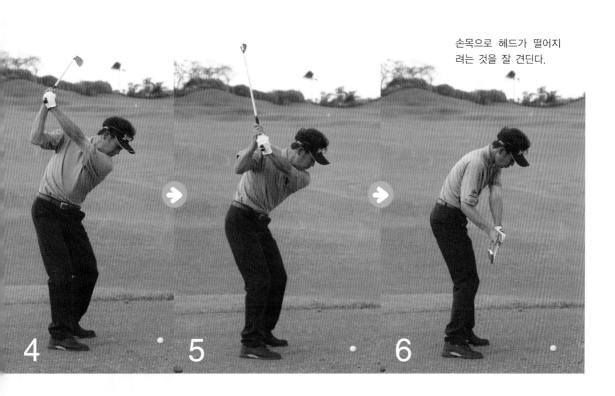

손목으로 헤드가 떨어지려는 것을 잘 견딘다.

4 **5** **6**

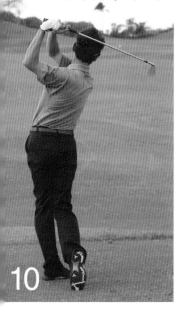

피니시에서 팔이 느슨해지지 않도록 한다.

10

▶▶ 공을 쳐서 내보내는 방향이 핀에서 벗어나지 않도록 주의한다.

쇼트 아이언은 어프로치 샷 기술과 비슷하다. 손과 샤프트의 각도를 유지하면서 헤드가 떨어지지 않도록 하고 스윙하면 백스윙과 폴로 스루에서는 샤프트가 서게 된다.

몸통 부분의 움직임을 중시한다

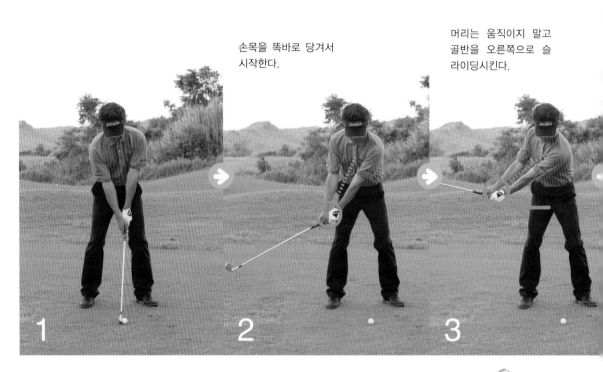

손목을 똑바로 당겨서 시작한다.

머리는 움직이지 말고 골반을 오른쪽으로 슬라이딩시킨다.

1

2

3

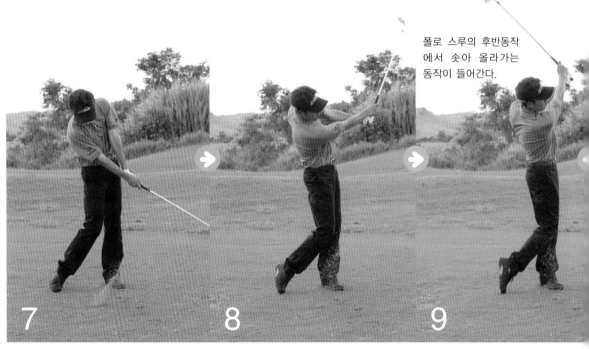

폴로 스루의 후반동작에서 솟아 올라가는 동작이 들어간다.

7

8

9

몸과 그립의 거리를 유지하며
백스윙한다.

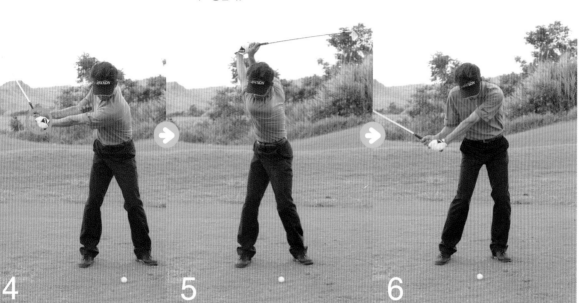

4　　　5　　　6

왼쪽 허벅지에 무게를
실으면서 곧게 선다.

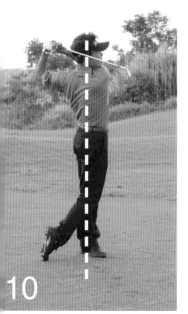

10

▶▶ 상황에 따라서 풀스윙과
컨트롤 샷을 나누어 사용한다.

　　미들 아이언으로 그린을 공략해야 하는 상황에서는 컨트롤을 중시
하지만 확실한 거리와 방향으로 보내야 하므로 몸통 부분의 움직임
이 중요하다. 머리는 움직이지 말고 골반을 좌우로 슬라이딩시켜 피
라미드형의 바디모션으로 치도록 한다.

균형 있게 휘두른다

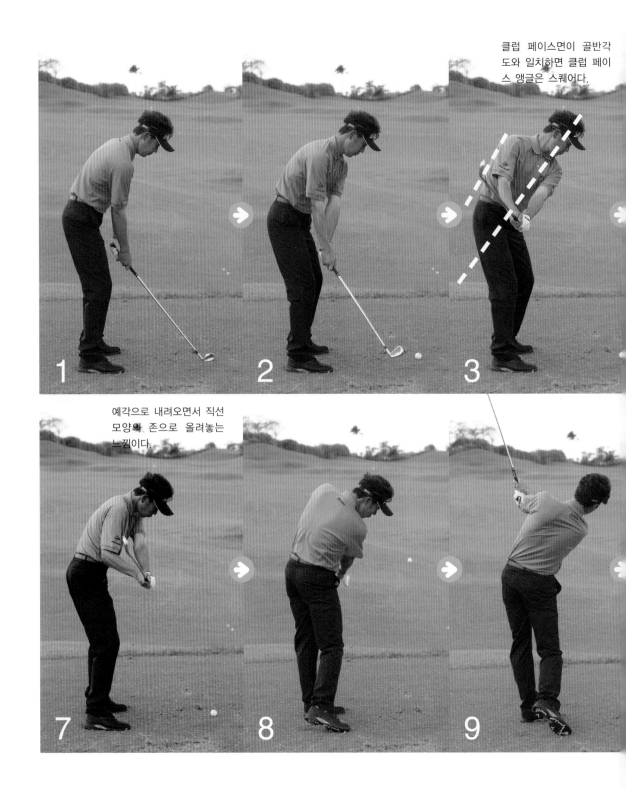

클럽 페이스면이 골반각도와 일치하면 클럽 페이스 앵글은 스퀘어다.

예각으로 내려오면서 직선 모양의 존으로 올려놓는 느낌이다.

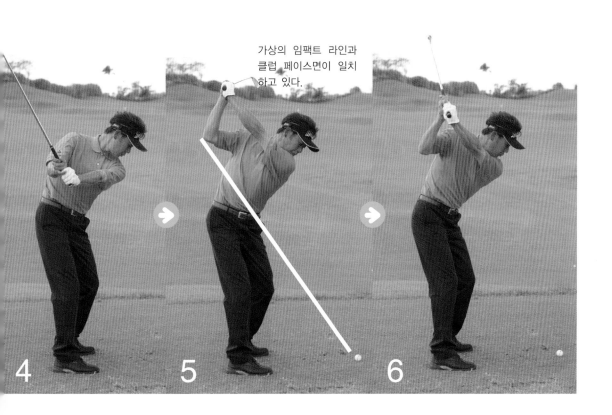

가상의 임팩트 라인과 클럽 페이스면이 일치하고 있다.

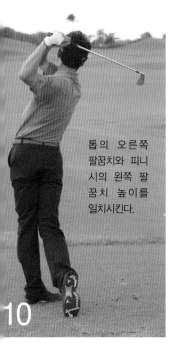

톱의 오른쪽 팔꿈치와 피니시의 왼쪽 팔꿈치 높이를 일치시킨다.

▶▶ 좌우대칭이 되는 느낌을 가지면서 템포감 있게 휘두른다.

컨트롤 샷(힘을 억제)과 풀 샷(힘을 살림)을 상황에 따라서 나누어 사용하는 것이 미들 아이언의 특징이다. 거리와 방향이라는 두 마리 토끼를 모두 잡기 위해서는 균형을 잘 잡아서 휘두르는 것이 중요하며, 이를 위해서는 의식적으로 톱의 오른쪽 팔꿈치와 피니시에서의 왼쪽 팔꿈치 높이가 일치하도록 한다.

힘을 살려서 친다

그립을 너무 세게 쥐지
않도록 주의한다.

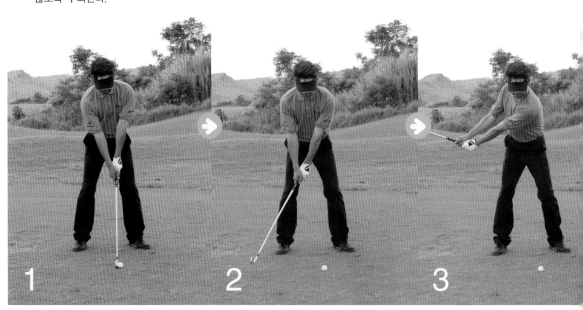

볼을 높이 보내지
않도록 한다.

클럽이 가는 방향으로 적극
적으로 휘두르며 나아간다.

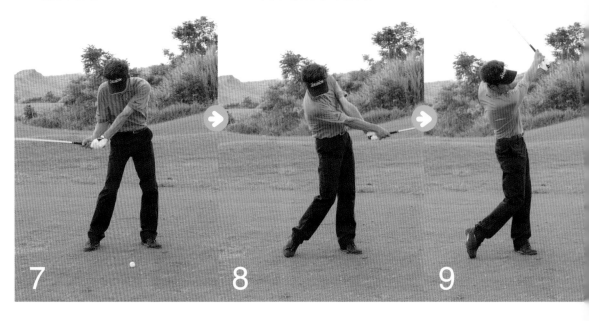

상체가 경직되지 않도록
주의한다.

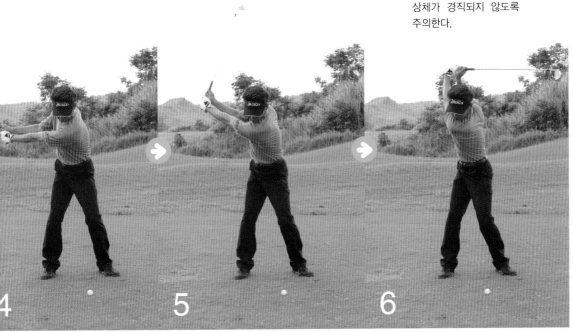

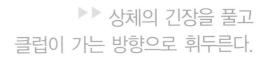

▶▶ 상체의 긴장을 풀고
클럽이 가는 방향으로 휘두른다.

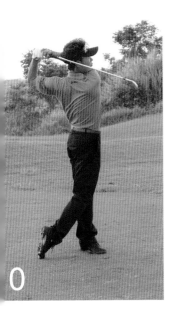

볼을 높이 띄우기도 하는 롱 아이언은 기본적으로 힘을 살리면서
풀스윙으로 친다. 강한 어겐스트나 나뭇가지 아래를 통과하여 탈출
하는 트러블 샷 등의 특별한 경우를 제외하고 볼을 낮게 칠 필요는
없다.

동작의 순서를 지킨다

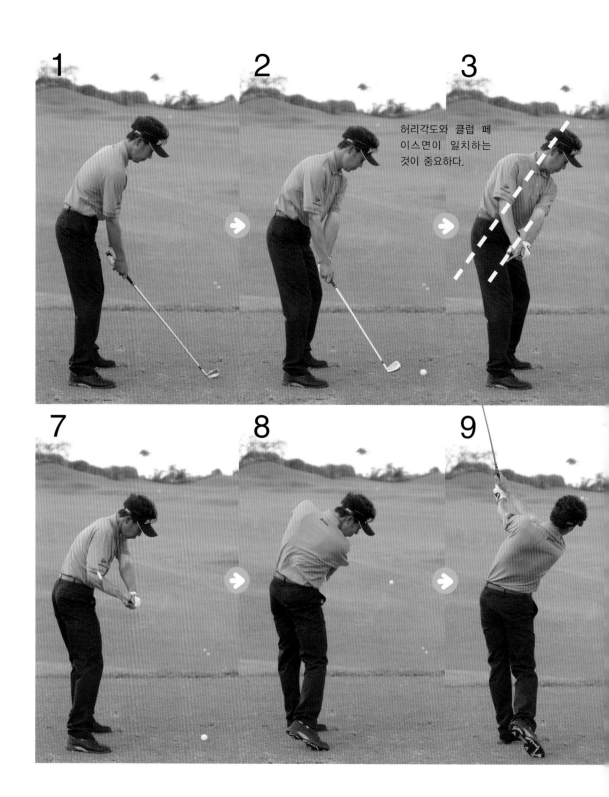

1

2

3

허리각도와 클럽 페이스면이 일치하는 것이 중요하다.

7

8

9

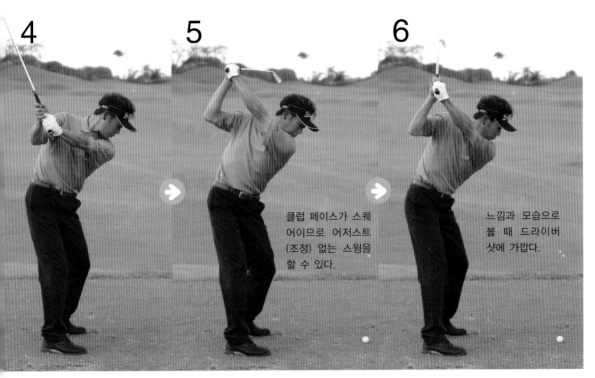

4

5

클럽 페이스가 스퀘어이므로 어저스트(조정) 없는 스윙을 할 수 있다.

6

느낌과 모습으로 볼 때 드라이버 샷에 가깝다.

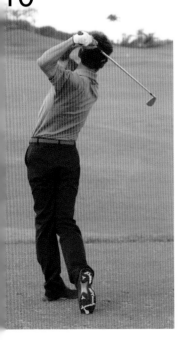

10 피니시를 크게 한다.

▶▶ 볼이 높이 뜨지 않는 것이 중요하다.

어느 정도 힘이 필요한 롱 아이언에서는 움직이는 순서를 지키는 것과 도중에 어저스트(조정) 움직임을 넣지 않는 것이 중요하다. 볼을 날릴 때와 마찬가지로 하체에서 생기는 운동이 몸통→팔→손의 순서로 전달되는 시스템을 의식하면서 연속으로 휘두르는 느낌으로 치도록 한다. 볼이 높이 뜨는 것은 상체나 그립이 경직되어 실수를 하는 증거이므로 주의한다.

왼쪽 사이드의 운동량을 늘린다

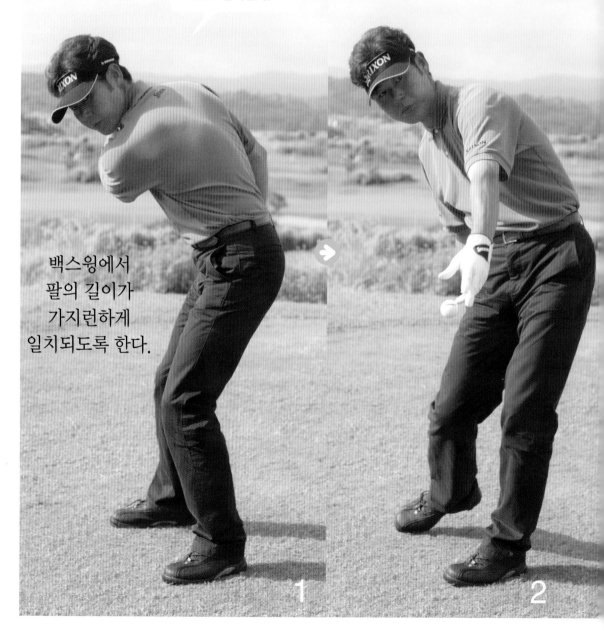

왼쪽 사이드를 적극
적으로 움직인다.

백스윙에서
팔의 길이가
가지런하게
일치되도록 한다.

1

2

▶▶ 왼쪽 사이드의 운동량을 늘리기 위해서는 왼손으로만 휘두르는 연습을 하는 것도 효과적이다.

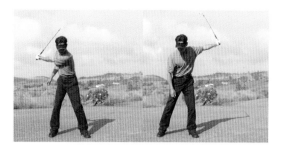

목표 방향으로 볼을 던진다.

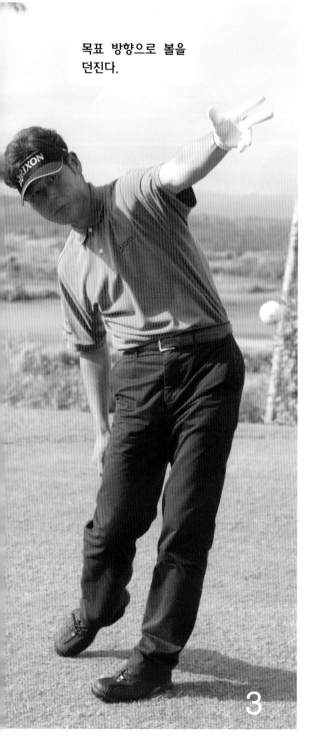

3

▶▶ **아마추어에게 크로스가 많은 것은 왼쪽 사이드의 운동량이 적기 때문이다.**

몸의 오른쪽 사이드 운동량과 왼쪽 사이드 운동량을 맞추는 것은 올바른 플레인으로 치는데 있어 매우 중요하다. 왼쪽 사이드 운동량이 오른쪽 사이드 운동량보다 적으면 톱스윙이 크로스(톱에서 샤프트가 타깃의 우측을 향하는 상황)로 들어가기 쉽고, 반대로 오른쪽 사이드의 운동량이 왼쪽 사이드 보다 적으면 레이드 오프(톱에서 샤프트가 타깃의 좌측을 향하는 상황)가 되기 쉽다.

왼쪽 사이드 운동량이 적어 크로스가 되는 경우는 왼손만으로 클럽을 쥐고 휘두르기를 하거나(위쪽 사진), 목표 방향으로 왼손으로 볼을 던지는 트레이닝을 하여(왼쪽 사진) 왼쪽 사이드의 운동량을 늘리는 것이 필요하다.

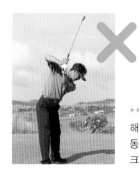

▶▶ 오른쪽 사이드에 비해서 왼쪽 사이드의 운동량이 적으면 톱스윙이 크로스가 되기 쉽다.

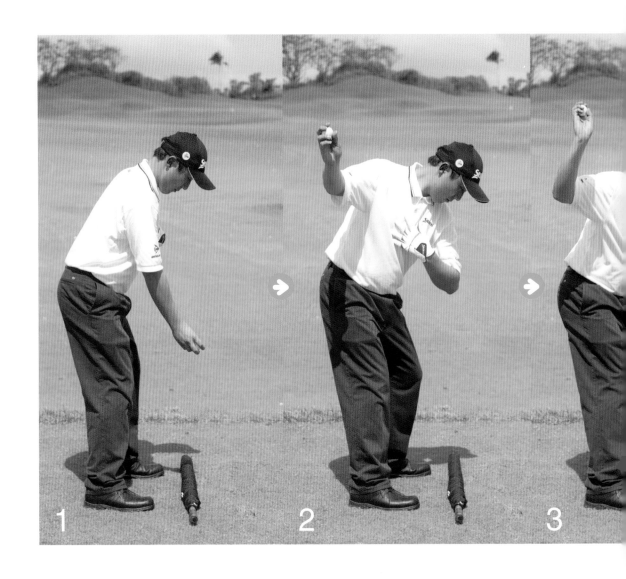

오른쪽 사이드의 운동량을 늘린다

▶▶ 오른쪽 사이드라인을 의식하면서
목표 방향으로 볼을 던진다.

오른쪽 사이드의 운동량이 적은 경우에는
오른손으로 목표 방향을 향해 볼을 던지는 트
레이닝을 하면 좋다.

이때 주의할 점은 팔을 바깥으로 돌리지 않
는 것이다. 오른손은 투수의 언더스로 동작과
같이 하는 것이 기본이지만 단순히 그런 느낌

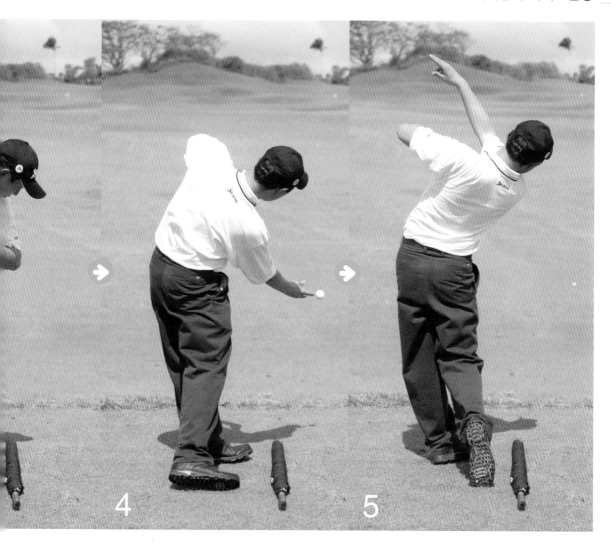

만으로 옆으로 던지면 진정한 트레이닝의 효
과가 떨어진다.

셋업을 했을 때에 오른쪽 사이드라인보다
팔이 앞으로 나아가지 않도록 체중이동이나
아래에서 위로 움직이는 순서를 기억하고 확
실하게 던지도록 한다.

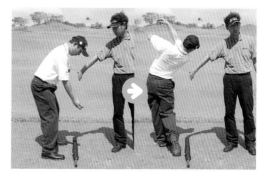

▶▶ 팔을 옆으로 휘두를 경우에는 가슴 앞에 다른 사람이
손을 내밀도록 한 후 그 손에 닿지 않도록 던지도록 한다.

양 사이드의
운동량을 맞춘다

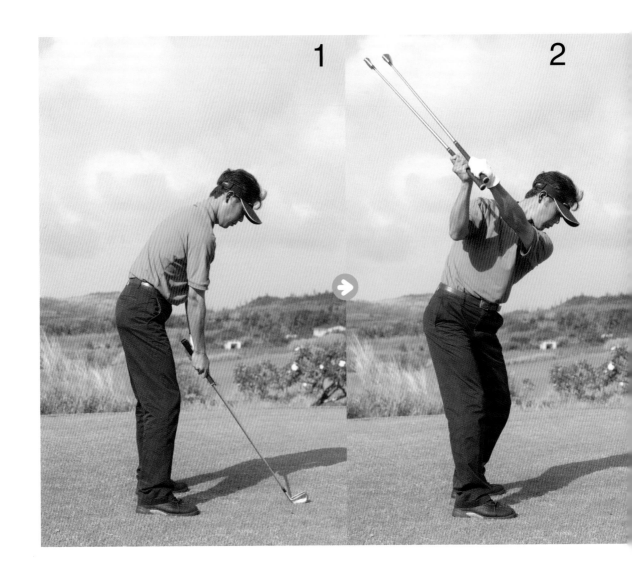

▶▶ 2개의 샤프트가 평행을 이루도록 휘두른다.

볼을 던지는 트레이닝이나 한 손으로 휘두르는 동작에서 오른쪽 사이드와 왼쪽 사이드 각각의 운동량이 많아졌다면 마지막에는 실제로 스윙을 하면서 트레이닝하도록 한다.

이때에는 좌우 양손에 클럽을 하나씩 들고 연속으로 휘두르기를 한다. 이때 2개의 샤프트가 교차되거나 떨어지지 않고 평행을 이루도록 유지하면서 휘두른다.

양 사이드가 균형을 이루면서 움직일 수 있게 되면 스윙의 질은 한층 높아질 것이다.

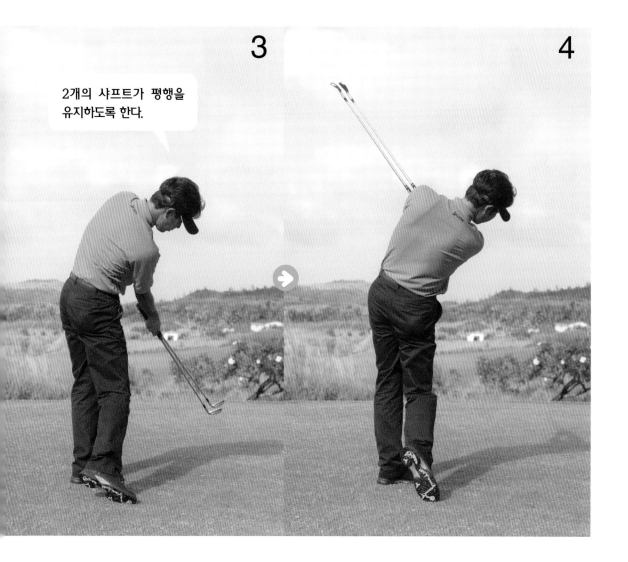

3

2개의 샤프트가 평행을
유지하도록 한다.

4

여러 개의 클럽을 한꺼번에 쥐고 스윙 동작을 한다

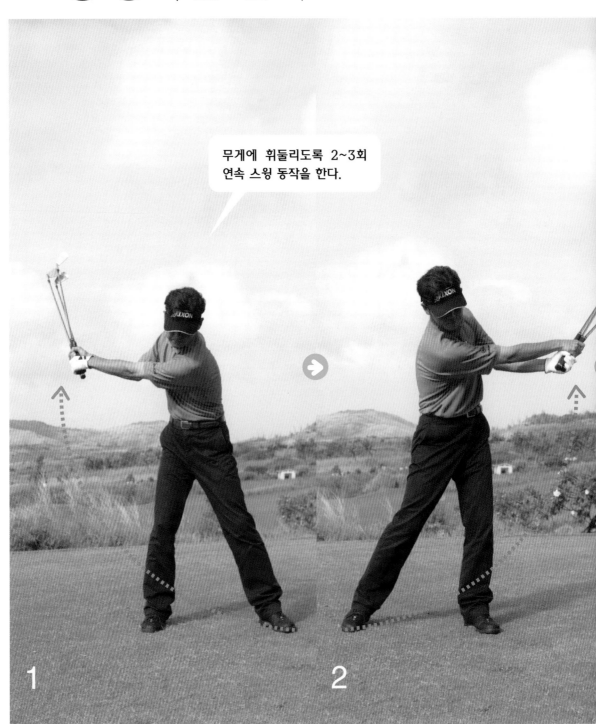

무게에 휘둘리도록 2~3회 연속 스윙 동작을 한다.

1

2

팔과 몸이 보조를 맞출 수 있도록 휘두르자.

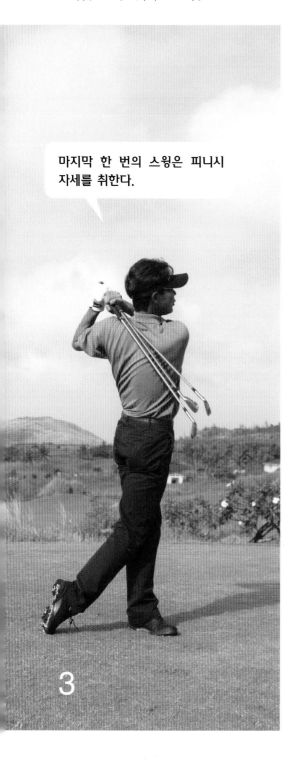

마지막 한 번의 스윙은 피니시 자세를 취한다.

3

▶▶ 무게에 몸을 맡기면 움직임에 흐름이 생기게 된다.

여러 개의 클럽을 한꺼번에 쥐고 스윙 동작을 하면 클럽에서 발생하는 힘이 보다 강해지기 때문에 스윙 플레인을 타기 쉬워지고 동시에 팔과 몸의 움직임이 보조를 맞추게 된다.

무게를 이용한 연습이지만 무거운 연습용 클럽을 사용할 때와는 손잡이 부분에서의 안정감이 다르다. 연습용 클럽은 그립이 확실하게 잡혀지지만 여러 개의 클럽을 한꺼번에 쥐면 그립감이 매우 불안정하다. 제대로 잡혀지지 않는 만큼 힘을 주는 것이 어려워지고, 클럽의 힘에 맡기면서 휘두를 수 있게 되는 것이다.

일반적인 클럽 2개면 좋지만 힘이 있다면 3개로 해보기 바란다. 프로선수들이 라운드 전에 워밍업으로 자주 하는 연습이다.

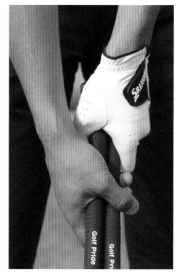

잘 안잡히는 것이 포인트

제대로 잘 잡히면 클럽에 힘을 주어 밀어 넣어버리지만, 제대로 잡히지 않으면 클럽이 나가고자 하는 방향으로 휘두르게 된다.

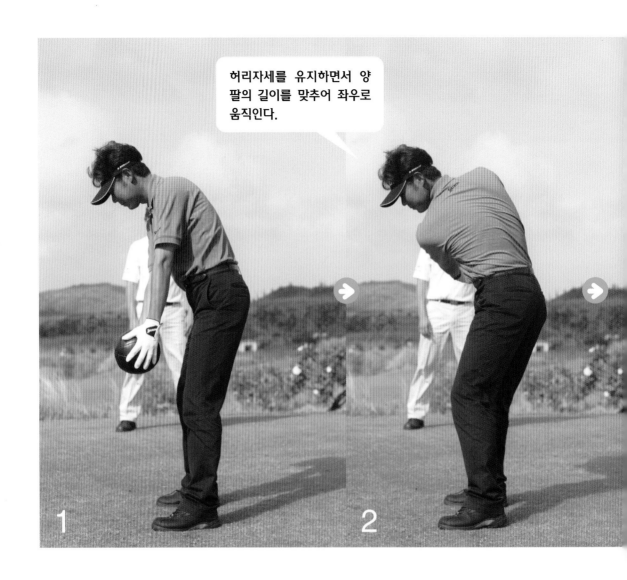

메디신 볼을
뒤로 던진다

▶▶ 폴로 스루 자세에서
비구선 후방으로 던진다.

폴로 사이드 바디모션에서 균형을 좋게 하
는 데에는 메디신 볼을 뒤로 던지는 트레이닝
이 효과적이다.

메디신 볼을 양손에 들고 2~3회 좌우로 흔
들어, 마지막에는 폴로 사이드로 팔을 휘둘러

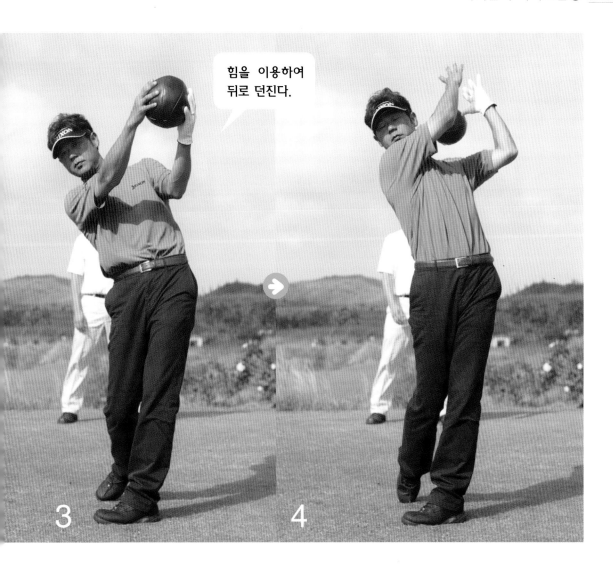

힘을 이용하여
뒤로 던진다.

자신의 등을 넘겨 후방에 서 있는 파트너에게
볼을 패스한다.

무거운 메디신 볼을 던지는 트레이닝을 하
면 팔과 몸의 움직임이 하나가 되고, 몸의 뒤
쪽으로 던지는 반동으로 몸이 앞으로 나가게
되어 왼쪽 다리 관절 위에 무게를 확실하게
실을 수 있게 된다.

다시 말해, 백스윙에서 오른쪽 다리 관절에
무게를 실을 수 없는 경우에는 메디신 볼을

앞으로 던지는 트레이닝을 하고 폴로 스루에
서 왼쪽 다리 관절에 무게를 싣지 못하는 경
우에는 뒤로 던지는 트레이닝을 하면 좋다.

메디신 볼을 앞으로 던진다

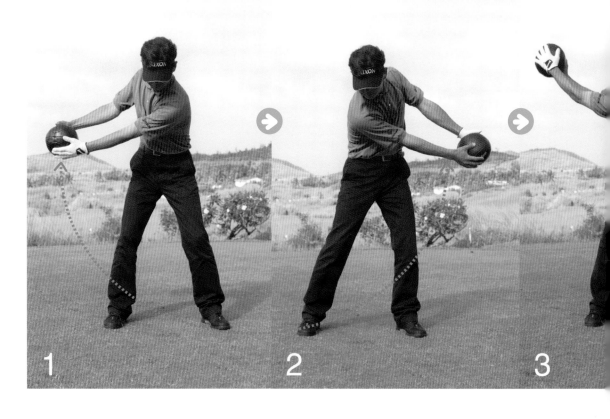

좌우 연속으로 움직인 후
백스윙 자세로 들어간다.

▶▶ 목표 지점을 향해 똑바로 던지는 트레이닝으로
로테이션이 자연스럽게 들어가게 된다.

백스윙에서 팔의 길이를 맞출 때는 올바른 암 로테이션을 하는 것이 포인트이다. 팔이 만든 삼각형 모양을 흩트리지 않는 바텀 존 (바닥면)의 움직임에서 암 로테이션이 들어가게 되어 적정한 톱 포지션으로 마무리하게 되는 것이다.

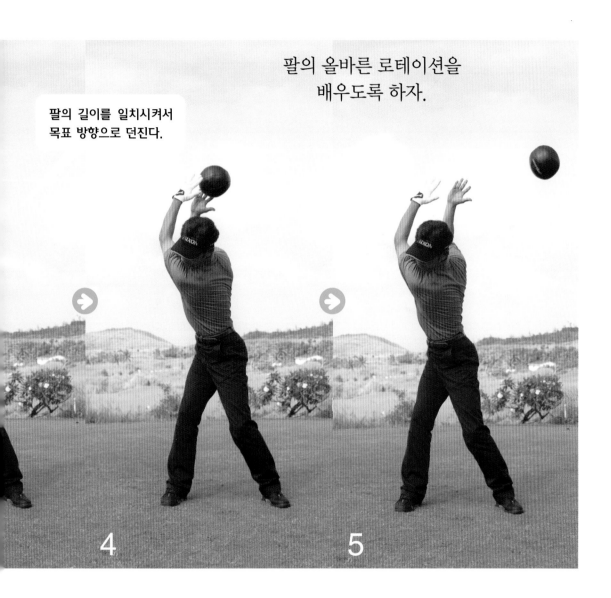

팔의 올바른 로테이션을
배우도록 하자.

팔의 길이를 일치시켜서
목표 방향으로 던진다.

4

5

이때 로테이션이 없으면 왼팔보다 오른팔이 길어져서 크로스가 되며, 로테이션이 너무 들어가면 왼팔보다 오른팔이 짧아져서 레이드 오프가 된다.

백스윙에서 팔의 로테이션을 배우는 데에는 양손에 가진 메디신 볼을 백스윙 자세에서 스탠스 라인의 목표 방향으로 던지면 좋다.

똑바로 던지는 트레이닝으로 자연스럽게 로테이션이 들어가 팔의 길이가 나란히 일치하게 된다.

메디신 볼을 곧게 민다

▶▶ 손으로만 밀지 말고
몸과 팔을 함께 이용하여 밀면,
닫힌 임팩트와 직선의
임팩트 존이 만들어진다.

프로선수는 하나같이 임팩트가 깨끗하지만 아마추어들은 임팩트 모양이 좋지 않다. 그 이유는 다운스윙에서 클럽 페이스면을 어저스트 해 버리기 때문이다.

임팩트 직전에 어저스트가 이루어지면 이루어질수록 몸이 위로 뻗어나가거나 헤드가 지면에 떨어져 임팩트가 흐트러지게 된다. 그러므로 하프웨이 다운에서 깨끗한 스윙을 할 수 있으면 좋은 형태의 임팩트를 할 수 있다. 여기에는 먼저 좋은 임팩트란 어떠한 것인지를 경험해 보는 것이 필요하다.

예컨대 메디신 볼을 가지고 임팩트의 모양을 만들고 밀어보는 것이 좋을 것이다. 무거운 것을 클럽 페이스로 밀어 나갈 때의 형태나 힘의 감각을 알게 되면 좋은 임팩트를 재현할 수 있게 된다.

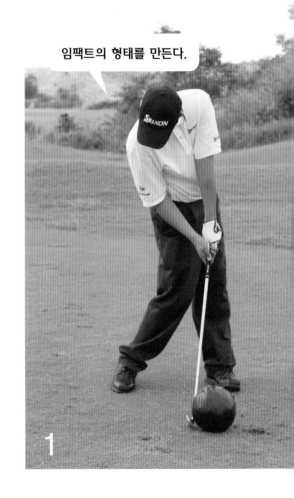

임팩트의 형태를 만든다.

1

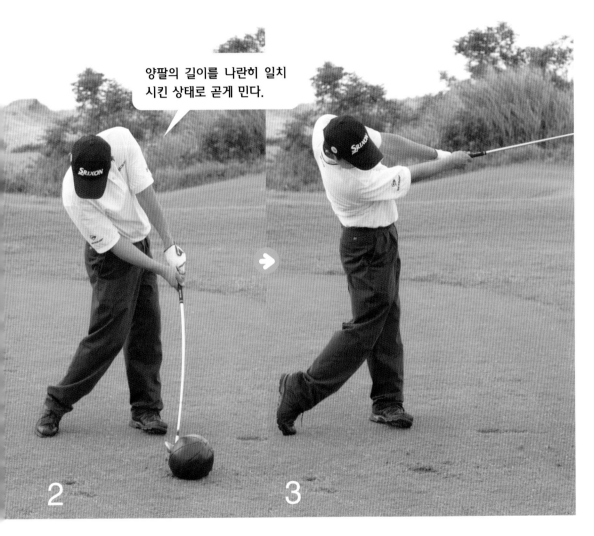

양팔의 길이를 나란히 일치
시킨 상태로 곧게 민다.

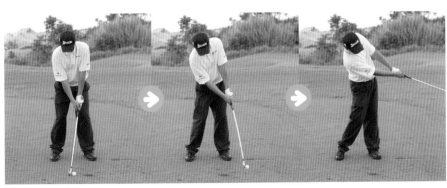

▶▶ 메디신 볼이 없는
경우에는 볼을 가지고
임팩트 모양을 만들어
클럽 페이스로 똑바로
밀어 날려도 된다.

메디신 볼을 곧게 민다 |

바디모션을 직선으로 만든다

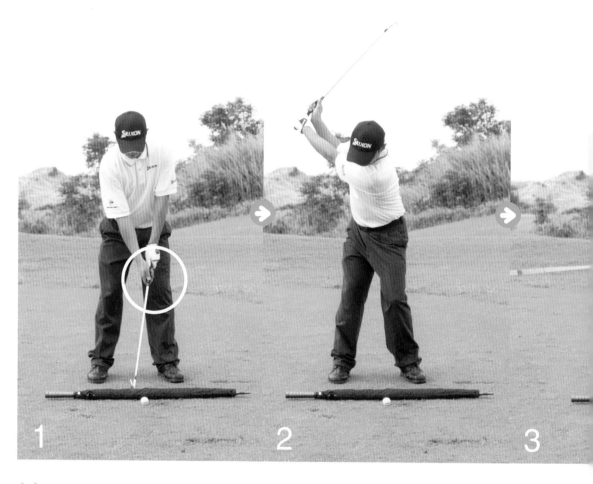

1 2 3

▶▶ 스플리트 핸드로 클럽을 잡고 발치에 놓인 우산을 따라서 끝까지 친다.

라인이 깨끗한 샷은 암 로테이션과 클럽 페이스 로테이션을 억제하고 몸으로 옮기듯이 친다. 그립에서 조작을 하지 않는 만큼 바디모션의 정확도가 중요하므로 움직임의 순서가 틀려서는 안 된다. 다운스윙을 시작할 때에 오른쪽 어깨가 튀어나오거나 허리의 유연함이 좋지 않으면 임팩트 존의 정확도가 떨어진다.

올바르게 움직일 수 있는가 아닌가는 터프가 나는 상황으로 체크할 수 있지만, 연습장에서는 양손이 떨어진 상태로 클럽을 잡고 발치에 놓인 우산을 따라서 직선으로 깨끗하게 끝까지 휘두르는 연습이 효과적이다.

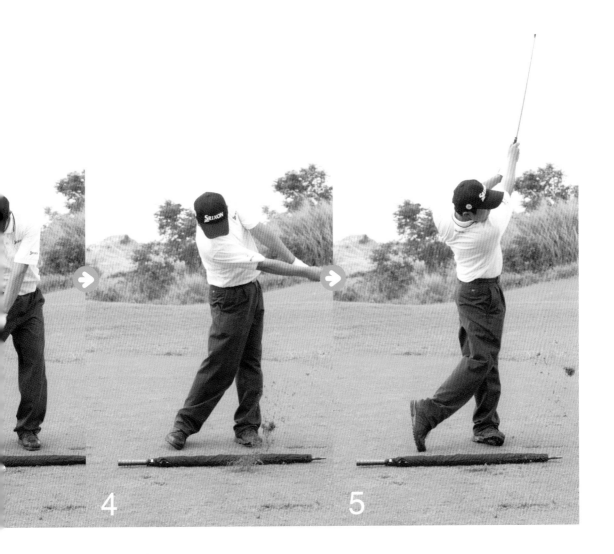

4

5

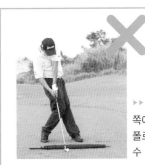

▶▶ 무게가 오른쪽에 남아있으면 폴로를 곧게 할 수 없다.

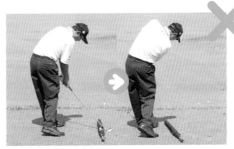

▶▶ 폴로를 인사이드로 보내면 우산에 부딪치게 된다.

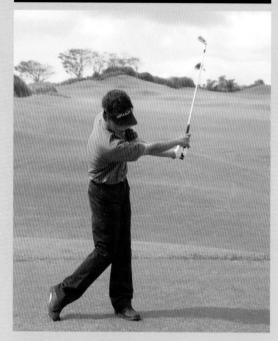

[클래식 스윙]

상체를 부드럽게 사용하고 팔과 클럽 페이스의 로테 이션을 적극적으로 사용하는 스윙을 말한다. 골반을 그 자리에서 회전시키는 바디모션이 특징이라고 할 수 있다.

제 3 장
아이언 강화법

이 장에서는 실제로 볼을 치면서
아이언의 기술을 높이는 방법을 소개한다.

왼쪽에 놓인 볼을 친다

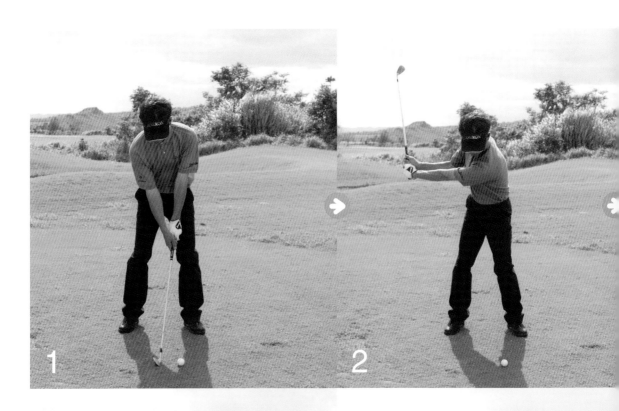

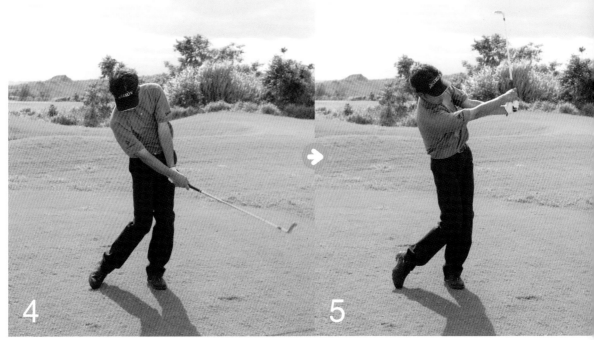

▶▶ 단조로운 움직임에서 끈기 있는 움직임으로 변화한다면 컨트롤이 향상된다.

평상시에 일반적으로 놓아두는 볼의 위치보다 10cm 정도 왼쪽으로 옮긴 위치에서 친다.

왼쪽에 놓여 있다고 해서 볼을 높이 올려서는 안 된다. 일반적인 위치의 볼을 치듯이 한다. 클럽은 원운동을 하게 되므로 볼이 왼쪽에 있으면 공이 나아가는 방향도 왼쪽이 되기 쉽지만 임팩트 존을 길게 잡고 스퀘어로 임팩트하도록 한다.

이 연습을 하고 있으면 몸에 끈기가 생기게 된다. 대부분의 아마추어들은 아이언 샷의 임팩트가 단조롭게 '타~앙' 하고 쳐버리는 것으로 끝내지만 그러면 아웃으로 들어가 슬라이스가 된다. 왼쪽에 있는 볼을 굳이 스트레이트 방향으로 트레이닝하면 끈기가 생겨 이로 인해 몸이 쉽게 열리지 않고 아이언 샷에 좋은 터치가 생겨나게 된다.

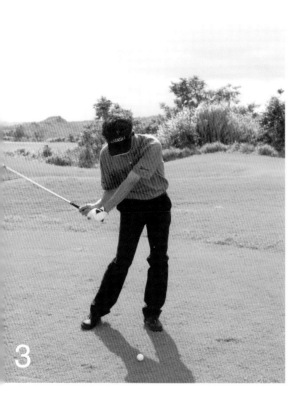

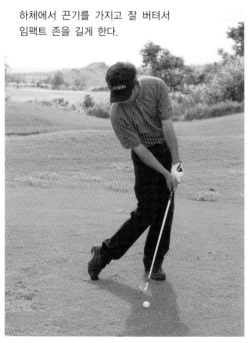

하체에서 끈기를 가지고 잘 버텨서 임팩트 존을 길게 한다.

끈기 있는 샷을 칠 수 있게 된다.

구르는 볼을 친다

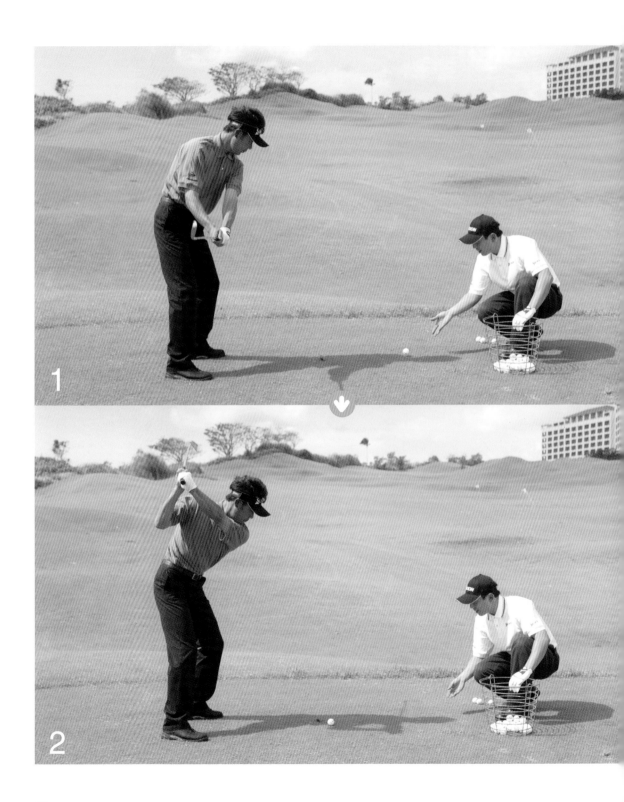

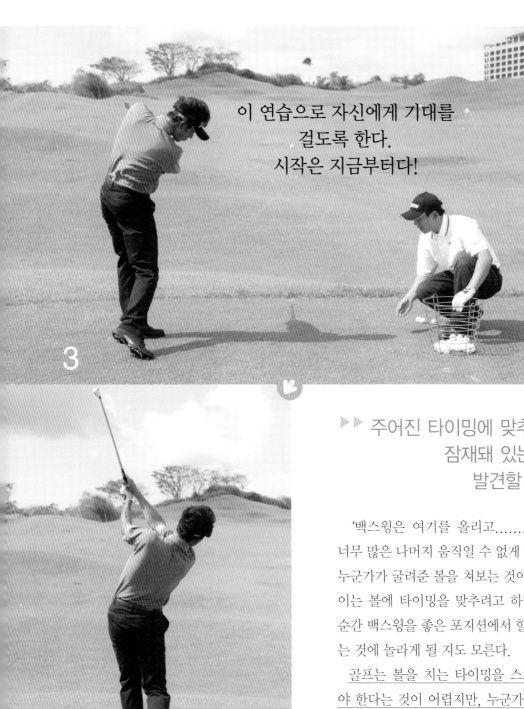

이 연습으로 자신에게 기대를
걸도록 한다.
시작은 지금부터다!

▶▶ 주어진 타이밍에 맞추어 치면
잠재돼 있는 센스를
발견할 수 있다.

'백스윙은 여기를 올리고.......' 등 생각이
너무 많은 나머지 움직일 수 없게 된 사람들은
누군가가 굴려준 볼을 쳐보는 것이 좋다. 움직
이는 볼에 타이밍을 맞추려고 하다보면 어느
순간 백스윙을 좋은 포지션에서 할 수 있게 되
는 것에 놀라게 될 지도 모른다.

골프는 볼을 치는 타이밍을 스스로 만들어
야 한다는 것이 어렵지만, 누군가의 도움으로
주어진 타이밍에 맞추려고 하면 잘하게 되는
사람도 많이 있다. 요컨대 자신 안에 감추어져
있던 센스를 알아차리는 것이 중요하다. 시작
은 지금부터다.

연습에서는 톱을 치도록 한다

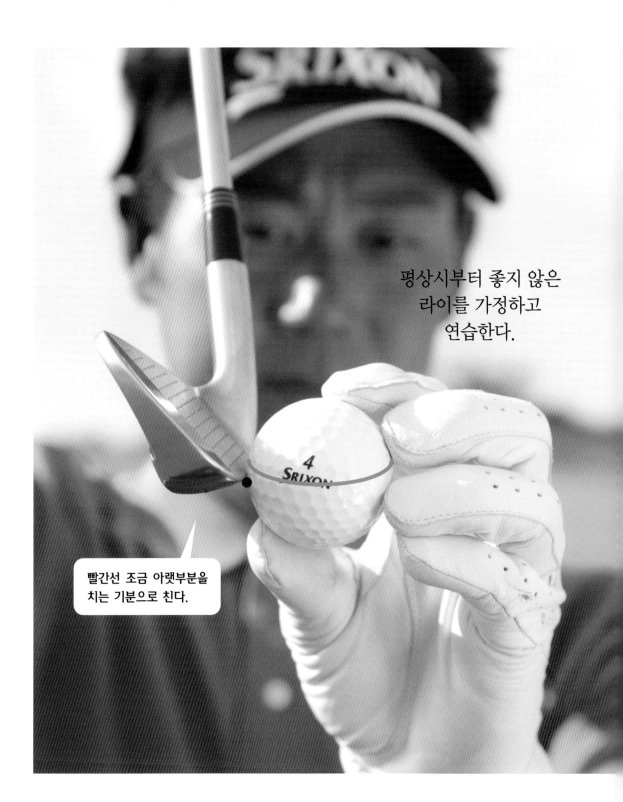

평상시부터 좋지 않은
라이를 가정하고
연습한다.

빨간선 조금 아랫부분을
치는 기분으로 친다.

▶▶ 좋지 않은 라이를 가정하고 얇게 대어 스트레이트로 끝까지 휘두른다.

프로선수들도 아마추어와 마찬가지로 더프를 가장 꺼려한다.

더프가 되지 않도록 하려면 볼의 빨간선 조금 아랫부분을 아이언 날에 닿을 듯한 느낌으로 스트레이트로 치는 연습을 하면 좋다.

이 기술이 있으면 대단히 유용하다. 실제 플레이에서는 디봇으로 들어가는 경우도 있으며, 베어 그라운드와 같은 라이에서 치지 않으면 안 되는 상황도 있으므로 평상시부터 좋지 않은 라이를 가정하고 연습해 둘 필요가 있다. 이렇게 하면 어떤 라이에서도 같은 느

낌으로 스윙을 할 수 있다.

그러나 라이가 나쁘다고 해서 위에서 너무 때려 쳐서는 안 된다. 너무 예각으로 들어가면 나가는 볼이 생각보다 왼쪽으로 나가거나 클럽 헤드가 지면에 꽂히게 되므로 확실하게 얇게 쳐서 스트레이트로 끝까지 휘두르는 기술이 중요하다.

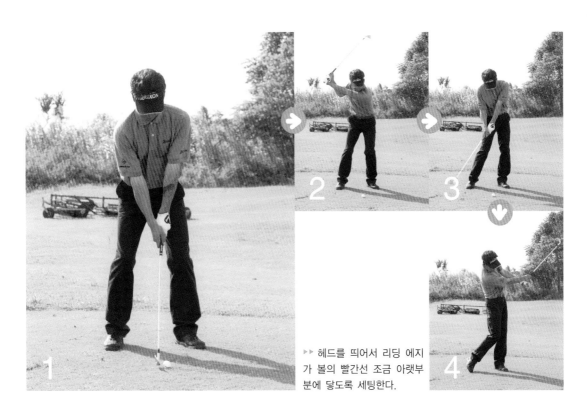

▶▶ 헤드를 띄어서 리딩 에지가 볼의 빨간선 조금 아랫부분에 닿도록 세팅한다.

페어웨이 벙커에서 친다

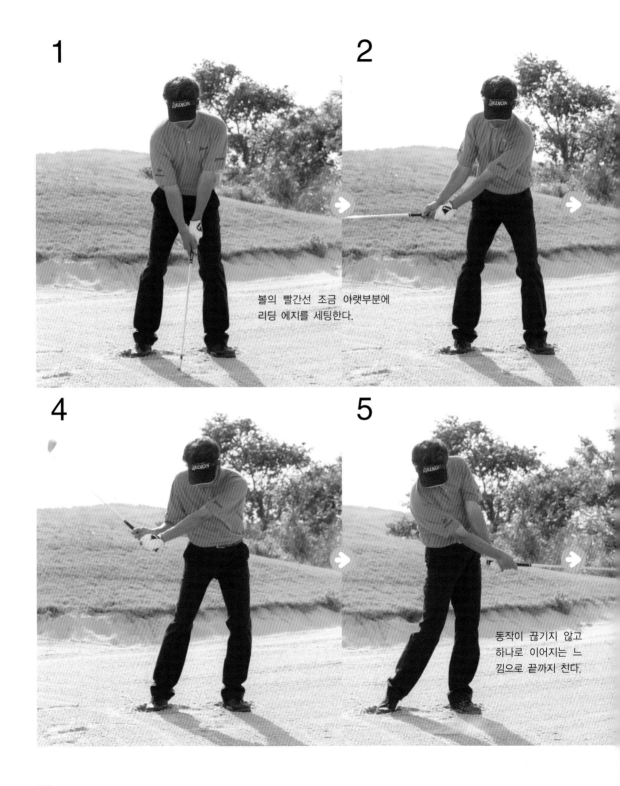

1

2

볼의 빨간선 조금 아랫부분에
리딩 에지를 세팅한다.

4

5

동작이 끊기지 않고
하나로 이어지는 느
낌으로 끝까지 친다.

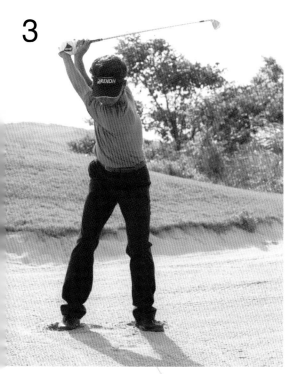

3

▶▶ 볼의 빨간선 조금 아랫부분을 겨냥하여 치자.

볼의 빨간선 부분을 치는 연습과 마찬가지로 아이언 샷의 실수를 없애는 데에 효과적인 것이 벙커에서 치는 것이다.

평상시에 저스트 임팩트를 노리는 것이 아니라 볼의 빨간선의 조금 아랫부분을 겨냥하여 친다. 이때 정확하게 치고자 몸을 멈추고 휘두르면 오히려 더프가 되기 쉬우므로 페어웨이의 경우와 마찬가지로 확실하게 중심이동을 하면서 스윙을 한다. 동작이 끊어지지 않고 하나로 이어지는 느낌으로 임팩트 존에서 끝까지 치는 것이 중요하다.

이 기술을 훈련해 두면 좋지 않은 라이에서도 부담감을 갖지 않고 정확하게 맞출 수 있게 된다.

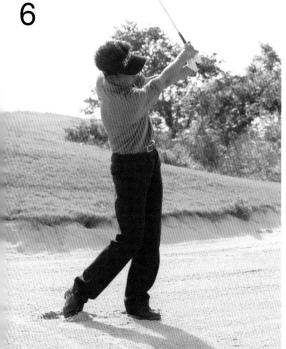

6

어프로치 같은 연습을 한다

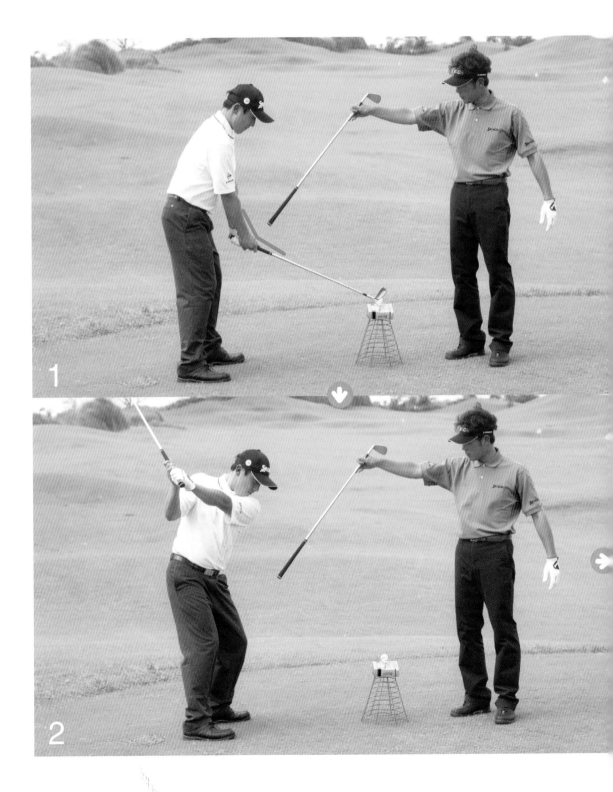

▶▶ 그립 주변에 다른 클럽으로 장애물을 만들어 놓고
헤드를 띄운 상태에서 끝까지 휘두른다.

목표 지점을 겨누고 칠 때에는 손과 클럽의 각도를 바꾸지 말고 백스윙과 폴로 스루에서 클럽을 세우는 '라인이 깨끗한 샷'이라는 테크닉을 사용한다.

힘에 지지 않도록 손과 클럽의 각도를 유지한 상태로 휘두르기 때문에 어프로치 샷에 가깝게 치는 방법이라 할 수 있다.

이 방법을 익히는 데에는 헤드를 띄운 상태로 손목에 각도를 주고 휘두르는 연습이 효과적이다. 정면에 볼 상자 등을 놓고 헤드가 그 위를 통과하도록 클럽을 휘두른다. 물론 실제로 볼을 치는 것도 좋다. 그립 주변이 느슨하지 않도록 다른 이에게 클럽으로 장애물을 만들어 놓도록 하면 더욱 효과적인 연습을 할 수 있다.

헤드가 떨어지는 것을 참으면서 휘두르는 트레이닝을 하면 클럽을 세우는 감각을 이해할 수 있게 될 것이다.

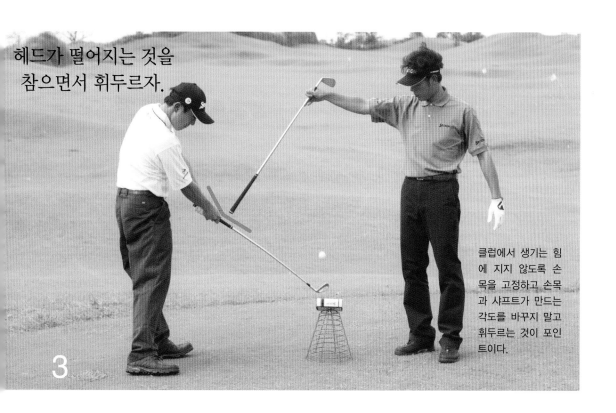

헤드가 떨어지는 것을
참으면서 휘두르자.

3

클럽에서 생기는 힘에 지지 않도록 손목을 고정하고 손목과 샤프트가 만드는 각도를 바꾸지 말고 휘두르는 것이 포인트이다.

2개의 우산 사이에 놓인 볼을 친다

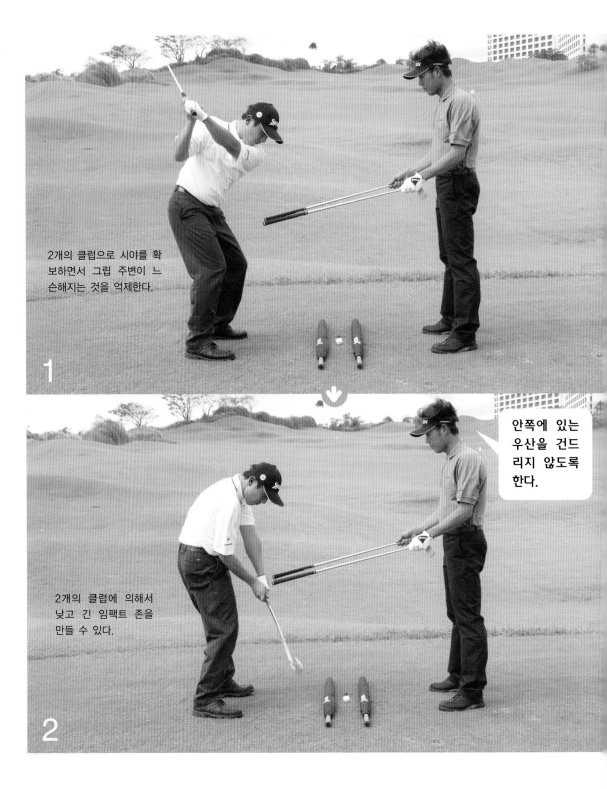

2개의 클럽으로 시야를 확보하면서 그립 주변이 느슨해지는 것을 억제한다.

1

안쪽에 있는 우산을 건드리지 않도록 한다.

2개의 클럽에 의해서 낮고 긴 임팩트 존을 만들 수 있다.

2

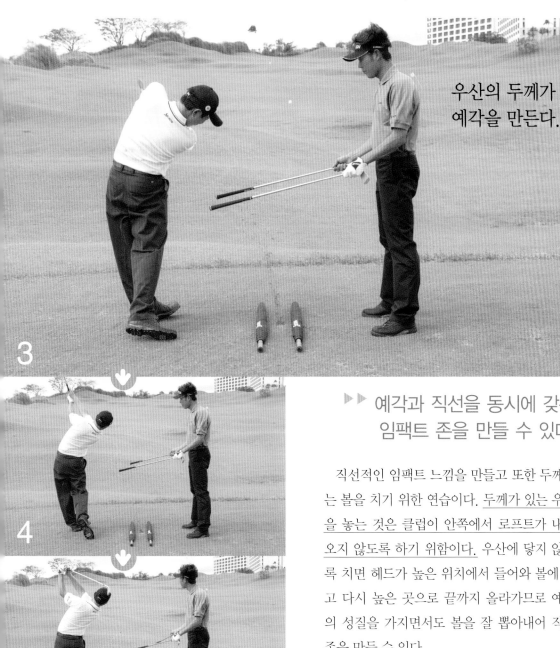

우산의 두께가
예각을 만든다.

3

4

5

▶▶ 예각과 직선을 동시에 갖춘
임팩트 존을 만들 수 있다.

직선적인 임팩트 느낌을 만들고 또한 두께있
는 볼을 치기 위한 연습이다. <u>두께가 있는 우산
을 놓는 것은 클럽이 안쪽에서 로프트가 내려
오지 않도록 하기 위함이다.</u> 우산에 닿지 않도
록 치면 헤드가 높은 위치에서 들어와 볼에 닿
고 다시 높은 곳으로 끝까지 올라가므로 예각
의 성질을 가지면서도 볼을 잘 뽑아내어 직선
존을 만들 수 있다.

또한 클럽을 2개 사용하는 것은 시야를 확
보할 뿐만 아니라 그립 주변에서 그립이 느슨
해지는 것을 막고, 낮고 긴 임팩트 존을 만드
는 효과를 노린 것이다.

오른쪽 겨드랑이를 닫고 친다

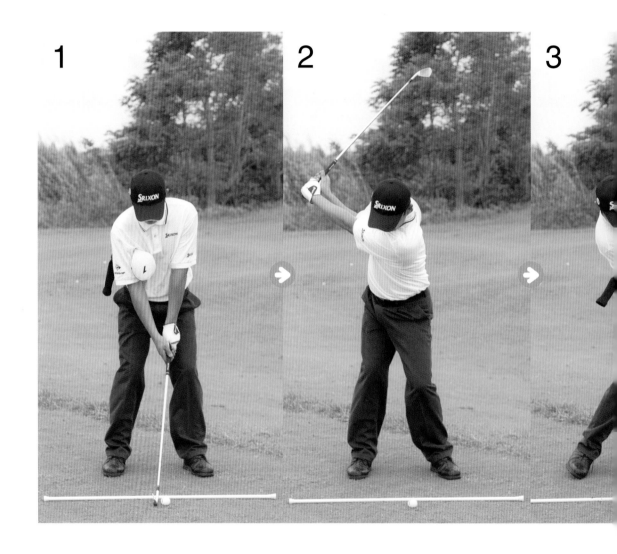

1 **2** **3**

▶▶ 오른쪽 겨드랑이에 헤드커버를 끼고 훅을 교정한다.

백스윙에서 오른쪽 겨드랑이가 열려 톱이 크로스로 들어가 이로 인해 훅이 생기는 경우에는 오른쪽 겨드랑이에 헤드커버를 끼고 치면 오른쪽 겨드랑이가 열리지 않게 되어 크로스가 고쳐진다.

또한 백스윙에서 어깨가 세로로 회전하여 이로 인해 왼쪽 어깨가 떨어지고 오른쪽 어깨가 올라가 균형이 깨진 톱스윙이 되는 경우에도 오른쪽 겨드랑이에 헤드커버를 끼우거나, 왼손으로 오른팔과 클럽을 누르면서 치면 허리각도 그대로 회전할 수 있게 된다.

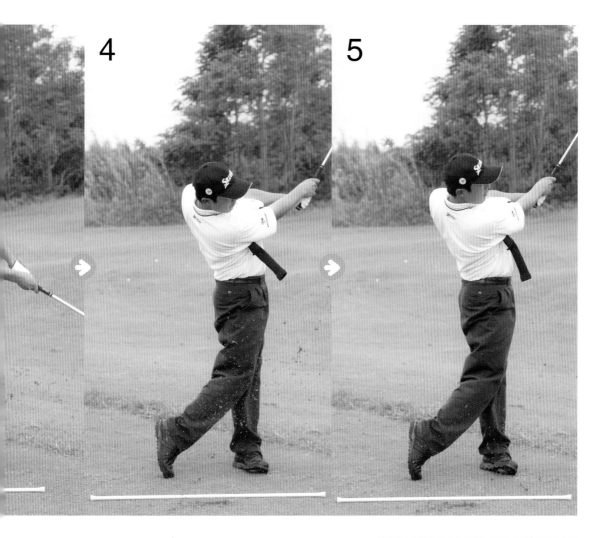

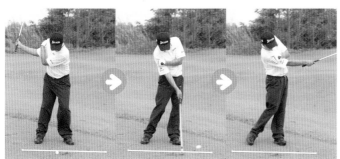

▶▶ 왼손으로 오른팔과 클럽을 누르면서 치면 허리각도 그대로 회전할 수 있다.

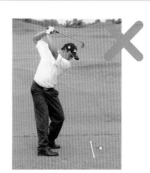

▶▶ 백스윙에서 왼쪽 어깨가 떨어져 오른쪽 겨드랑이가 크게 열리면 클럽을 플레인으로 올려놓기 어렵다.

왼쪽 겨드랑이를 닫고 친다

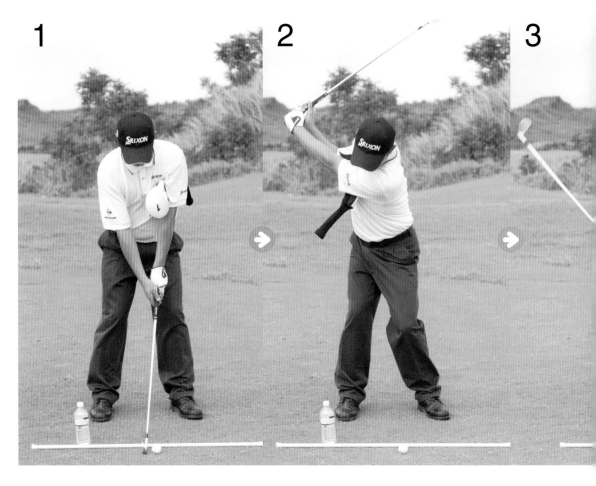

1 **2** **3**

▶▶ 왼쪽 겨드랑이에 헤드커버를
끼우고 훅을 교정한다.

임팩트 직후 겨드랑이가 열리고 이로 인해
상체가 느슨하게 되는 것은 프로선수가 가장
싫어하는 느낌이다. 인사이드에서 클럽이 내
려오기 때문에 왼쪽 겨드랑이가 열려 훅이 멈
추지 않는 경우에는 왼쪽 겨드랑이에 헤드커
버를 끼우고 왼쪽 겨드랑이가 열리는 것을 교
정한다. 또한 오른쪽 다리 앞에 페트병을 놓아
클럽이 임팩트에서 로프트가 누워 내려오는
공간을 없애 주도록 한다.

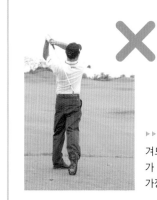

▶▶ 프로선수들은 왼쪽
겨드랑이가 열려 상체
가 느슨해지는 느낌을
가장 싫어한다.

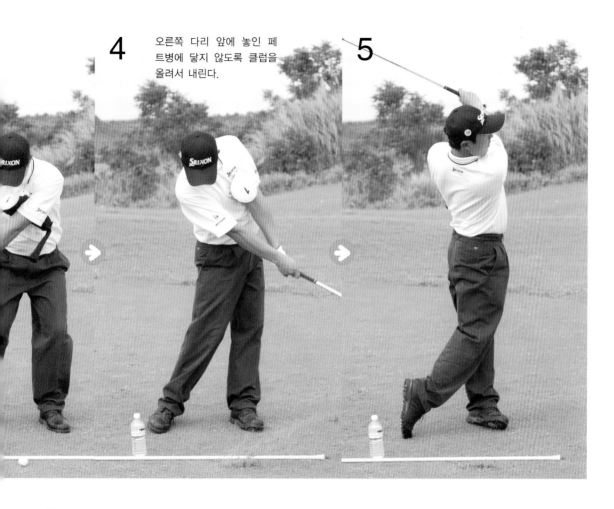

4 오른쪽 다리 앞에 놓인 페트병에 닿지 않도록 클럽을 올려서 내린다.

5

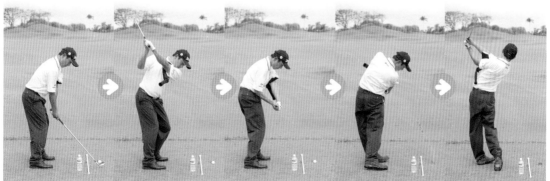

▶▶ 페트병에 닿지 않게 하기 위해서는 팔과 몸을 하나로 만들어 움직이도록 한다.

양쪽 겨드랑이를 닫고 친다

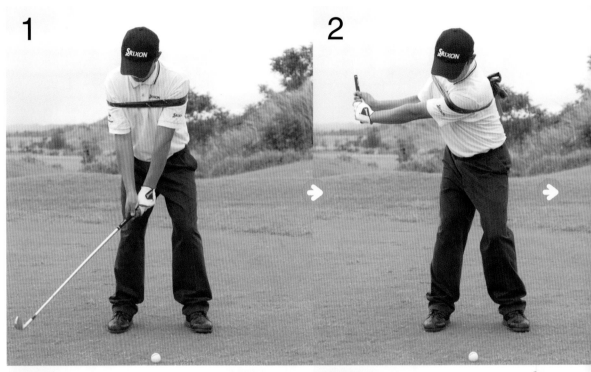

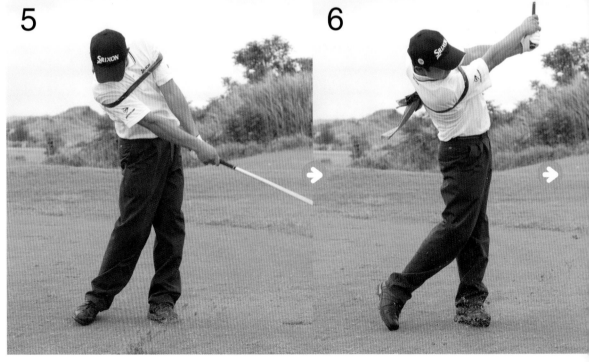

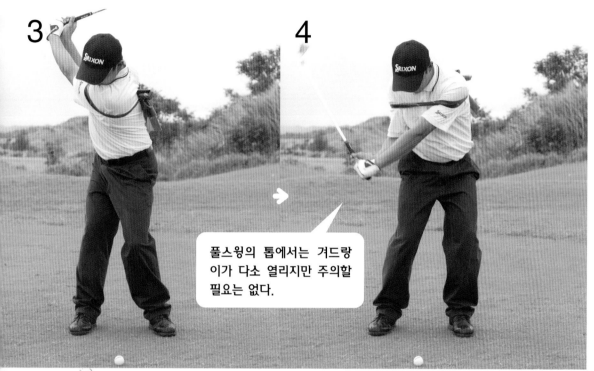

풀스윙의 톱에서는 겨드랑이가 다소 열리지만 주의할 필요는 없다.

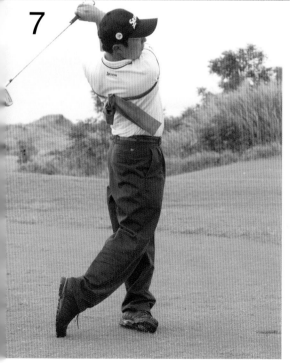

▶▶ 고무로 팔과 몸을 고정시켜 일체감을 느끼도록 한다.

팔이 몸에서 떨어져 나가는 경우에는 고무로 팔을 몸에 고정시키고 연습하는 것이 좋다. 헤드커버를 끼우면 팔의 자유로움이 완전히 없어지므로 스윙이 작아지거나 움직이는 것이 어색해지게 된다. 그러나 상체의 위쪽을 고무로 묶으면 약간의 여유가 있으므로 실제와 가까운 연습을 할 수 있다.

눈을 감고 친다

▶▶ 눈에 의존하지 않으면
머리의 움직임이 사라진다.

머리와 볼의 거리가 바뀌거나 몸이 자꾸 움
직이는 것은 눈으로 얻는 정보에 의지해서 평
형감각을 취하려고 하기 때문이다. 이러한 경
우에는 눈을 감고 쳐보면 자신 안에 있는 평형
감각을 훈련시킬 수 있으며, 머리가 과도하게
움직이는 것을 교정할 수 있다.

톱클래스 프로선수들도 눈을 감고 치는 연
습을 하면 스윙이 좋아지므로 아마추어는 말
할 것도 없다. 아마추어는 너무 눈에 의존하기
때문에 자신이 본래 가지고 있는 좋은 움직임
을 이용하지 못하는 경우가 많다.

따라서 눈에 의존하지 않는 상태를 만들어
보기 바란다. 먼저 눈을 감고 연속 스윙을 해보
고 티를 정확하게 때릴 수 있게 되면 볼을 치도
록 한다.

이것은 자신의 내면과 대화하는 연습이라고
말할 수 있다.

STEP 1

눈을 감고 연속
스윙 동작을
한다.

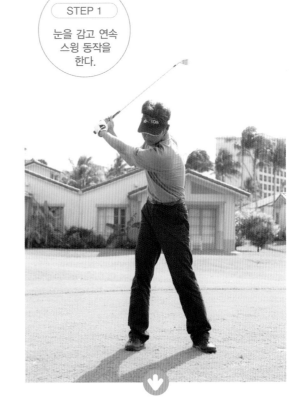

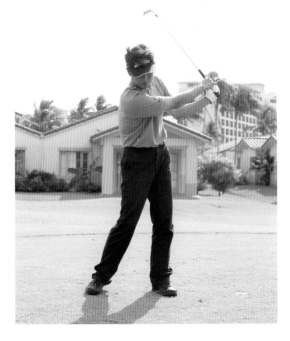

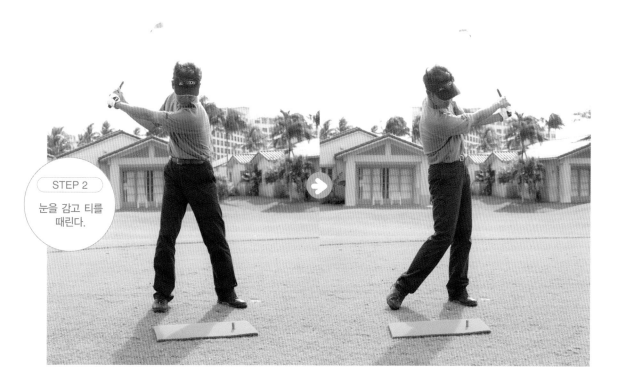

STEP 2

눈을 감고 티를
때린다.

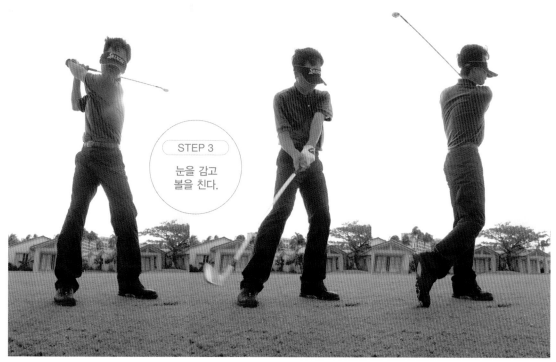

STEP 3

눈을 감고
볼을 친다.

▶▶ 모자의 캡을 내려서 시야를 가린다.

맞은 후에 헤드가
회전하면
달라 붙는 볼이 된다.

타구감이 좋은
달라 붙는 볼을 치도록 하자

프로선수는 항상 '볼이 달라 붙는다', '달라 붙지 않는다' 라는 표현을 한다. 어째서 볼이 달라 붙는 것에 그만큼 집착하는 것일까? 프로선수들에게 '달라 붙지 않는다' 는 것은 스핀의 양을 컨트롤 할 수 없는 상태이기 때문이다.

임팩트 순간 클럽 페이스는 완전하게 스퀘어로 맞는 것이 아니라 정확하게는 1~2도 정도 열어 맞고 있다. 클럽 페이스가 열린 상태에서 볼이 부딪쳐 헤드가 폴로 사이드로 빠지면 클럽 페이스는 순간적으로 스퀘어로 돌아오게 되는데 이것이 달라 붙은 상태이다.

그런데 아마추어들의 임팩트는 클럽 페이스가 주로 열린 상태로 맞고 그 상태로 빠져버린다. 이것이 '달라 붙지 않는다' 라고 느끼는 상태인 것이다. 이렇게 되면 타구감도 좋지 않고 볼의 회전도 나빠지며 비거리도 나오지 않는다. 탄도 상태도 그다지 좋지 않다.

다시 말해 '볼이 달라 붙는다' 라고 하는 것은 클럽이 볼과 만나서 볼을 쳐 내는 동안 클럽이 안쪽으로 회전하는 순간에 느끼는 것이다. 드로우를 쳤을 때만의 느낌이 아니라 페이드에도 이런 느낌이 있다. 열어서 맞히고 한 번이라도 안쪽으로 회전시키는 움직임이 들어가면 '달라 붙는 페이드 볼' 이 되어 거리도 나온다. 그러나 이러한 안쪽 회전이 아니라 열린 상태에서 빠져버리면 날지 않는 페이드 볼이 되어버리는 것이다.

보다 높은 수준을 목표로 한다면 '달라 붙는', '달라 붙지 않는' 이런 말이 프로세계에서만 존재한다고 생각하지 말고 보다 타구감을 구하고 연습하도록 한다. '볼이 달라 붙었다' 라고 느껴졌을 때는 좋은 스윙이 몸에 배어 있을 것이다.

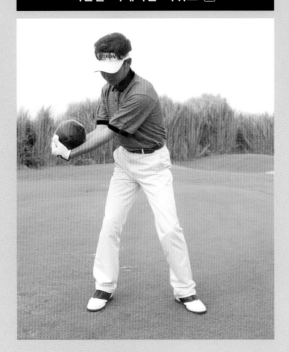

[메디신 볼]

무거운 트레이닝용 공을 말한다. 메디신 볼은 동작을 시작하는 트레이닝이나 허리각도를 유지하는 트레이닝에 사용되는 등 기본적인 움직임을 익히는 데 빠질 수 없는 아이템이다.

제 4 장
정확도 향상법

목표 지점으로 볼을 날리기 위해서는
클럽 페이스면을 예민하게 느껴야 한다.

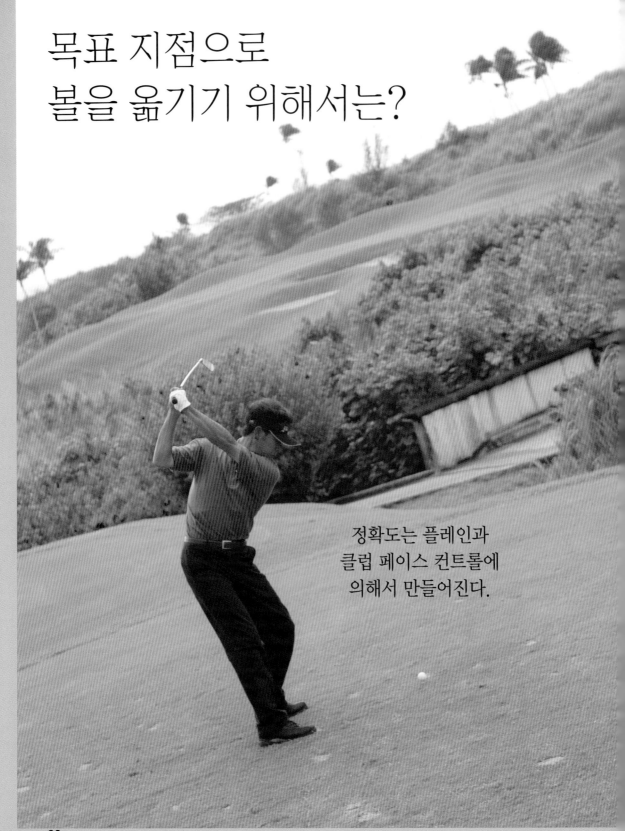

목표 지점으로
볼을 옮기기 위해서는?

정확도는 플레인과
클럽 페이스 컨트롤에
의해서 만들어진다.

기본적으로 클럽 페이스 컨트롤의 중요성은 임팩트에서 폴로 스루까지의 '임팩트 존'에 집약되어 있다. 임팩트 존 이외의 클럽 페이스 컨트롤은 바디 컨트롤에 포함한 옵션에 지나지 않는다. 즉, 임팩트 존이 좋으면 모든 것이 좋다고 할 수 있다.

예컨대 톱스윙에 있어서 클럽 페이스면은 스윙 플레인에 평행한 것이 기본이지만 사람마다 스탠스가 다르기 때문에 차이가 생긴다. 클로즈드 스탠스인 사람은 몸이 예민해지고 오픈 스탠스인 사람은 되받아치는 데 여유가 있다. 그리고 스퀘어 스탠스인 사람은 전체적으로 조화롭다.

그런데 어느 정도 일정한 임팩트 존으로 들어가면 십 중 팔구는 대부분 같은 레벨의 닮은 동작을 하게 된다. 그러므로 이 부분을 중요시 해야 하며, 볼을 목표 지점으로 옮기는 데에는 임팩트 존의 클럽 페이스 컨트롤의 정확도를 높이지 않으면 안 된다. 당연한 말이지만 임팩트 순간에 클럽 페이스가 좋은 각도, 좋은 방향으로 들어오지 않으면 곧게 날아가지 않는다. 임팩트 존은 1도의 어긋남도 허용되지 않는 세계이다. 이 엄밀해야 하는 클럽 페이스 방향은 기본적으로는 유일한 접점인 그립에서 감지하고 관리하는 것이다.

그러므로 클럽 페이스를 컨트롤하기 위해서는 먼저 클럽 페이스에 대한 감도를 높여야 한다. 이를 위해서 탁구 라켓을 손바닥에 테이프로 붙여서 쳐보거나, 테니스 라켓으로 쳐보면서 '면'에 대한 감각을 기르도록 한다. 그런 후에 어프로치 샷에서 사용하는 '라인이 깨끗한 샷'과 같은 테크닉을 기른다.

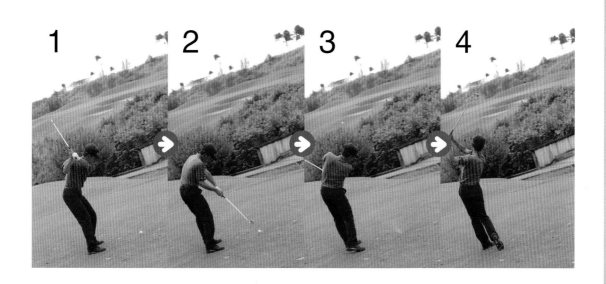

왜글로 중심을 찾아낸다

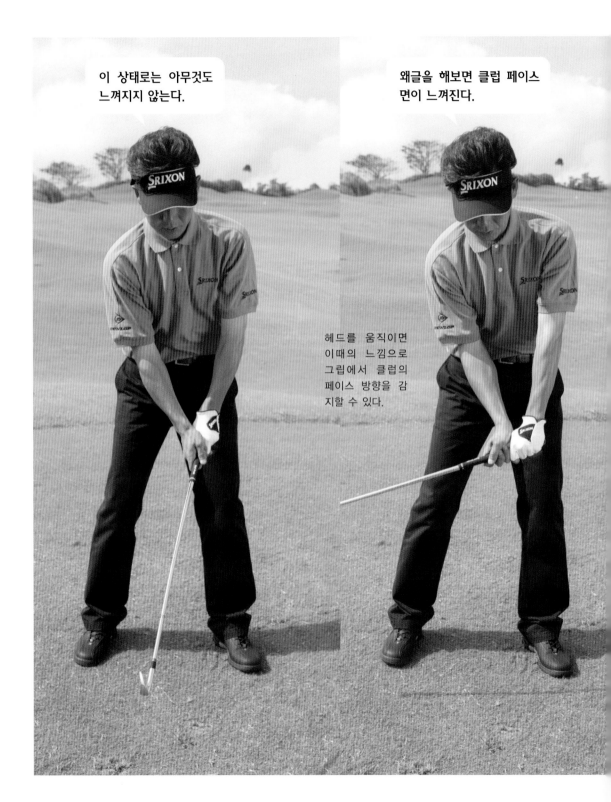

이 상태로는 아무것도 느껴지지 않는다.

왜글을 해보면 클럽 페이스 면이 느껴진다.

헤드를 움직이면 이때의 느낌으로 그립에서 클럽의 페이스 방향을 감지할 수 있다.

▶▶ 왜글과 시각으로 클럽 페이스면을 느낀다.

클럽 페이스면을 감지하기 위해서 프로나 상급자들이 무의식적으로 하는 동작이 왜글 (손목으로 클럽을 좌우로 작게 흔드는 동작)이다. 클럽을 움직이지 않으면 중심이 감지되지 않지만 클럽을 움직이면 감지할 수 있으므로 클럽 페이스면에 대한 의식이 보다 명확해진다.

중심을 느낄 수 있으므로 클럽 페이스가 뒤집혀 있는지 열려 있는지 등을 알 수 있는데, 이것은 축이 되는 선과 중심이 일치하지 않는 골프 클럽의 형태적인 특징에 의한 것이다. 앞에 볼이 붙어 있는 연습용 클럽은 샤프트 축선과 중심이 일치하므로 움직이더라도 중심을 찾아낼 수가 없다.

다시 말해 손 안에서 클럽 페이스면을 감지할 때의 단서는 중심이고 눈으로 클럽 페이스면을 감지할 때의 단서는 블레이드(리딩 에지)이다. 이 두 가지에 의존하여 자기 나름대로의 스퀘어를 찾아본다.

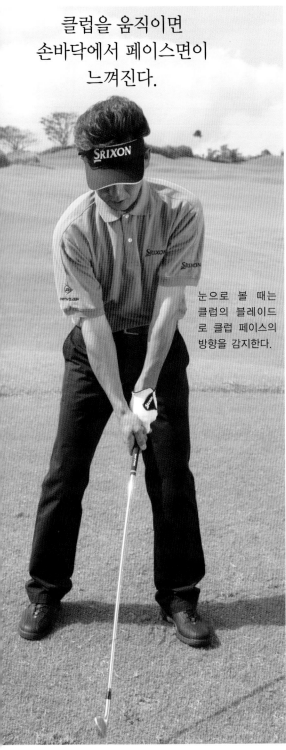

클럽을 움직이면 손바닥에서 페이스면이 느껴진다.

눈으로 볼 때는 클럽의 블레이드로 클럽 페이스의 방향을 감지한다.

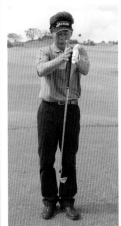

▶▶ 클럽을 왼쪽 사진과 같이 회전시키면 중심축을 중심으로 헤드가 회전하는 것을 잘 알 수 있다. 이렇게 왜글을 하는 동안에 클럽 페이스면을 느끼는 것이다.

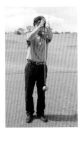

▶▶ 축선과 중심이 일치하는 연습용 클럽은 돌리더라도 중심을 느낄 수 없다.

라켓면을 목표 방향으로 계속 유지한다

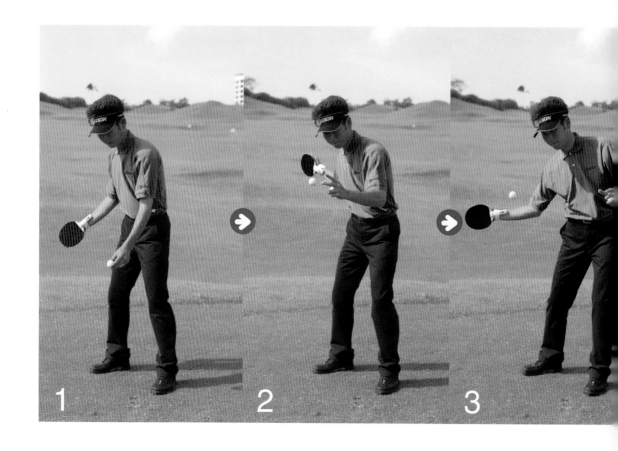

▶▶ 탁구 라켓을 손에 붙여 고정시킨 상태로 치면
면에 대한 감각에 익숙해진다.

클럽 페이스면을 감지하는 능력을 기르기
위해서는 손에 탁구 라켓을 테이프로 붙여서
고정시키고 볼을 치는 것도 좋은 방법이다.

탁구 라켓을 휘두르고 볼을 목표 지점까지
보내고자 하면 오랫동안 라켓면을 목표 방향
을 향해 유지하려고 하는 의지가 생기게 된

다. 이것이 면에 대한 감각을 높이는 것이다.

테니스의 경우에도 마찬가지지만 치는 순
간에 라켓면이 비뚤어져서는 안 된다. 친 후
에 라켓면을 가능한 한 오랫동안 목표 방향으
로 유지해 나간다. 그러나 실제로 풀 샷을 하
면 임팩트 순간 클럽 페이스는 릴리스 된다.

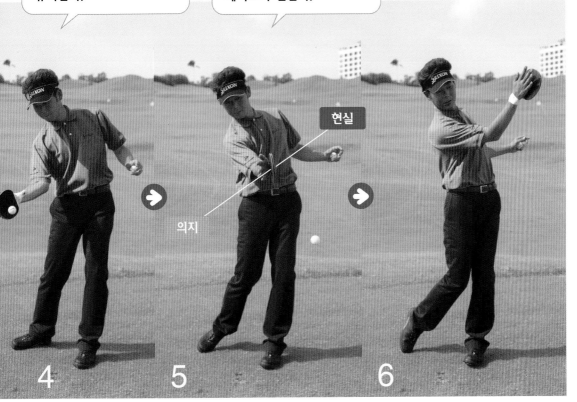

부딪친 뒤에도 볼이 날아가는 방향으로 라켓의 방향을 유지한다.

자신의 의지는 유지하려고 하지만 현실적으로는 클럽 페이스가 턴한다.

현실

의지

4 5 6

이것은 라켓면을 일정하게 유지하고자 하는 의지가 클럽에서 생긴 힘을 이기지 못해서 발생하는 현상이다.

이러한 의지와 현실의 차이가 존재하는 것이 골프 스윙의 어려운 점이다. 이러한 것을 아는 것만으로도 이 트레이닝은 의미가 있다.

임팩트 한 후에 라켓면을 목표 방향으로 계속 유지한다.

면에 대한 감각을 예민하게 만든다

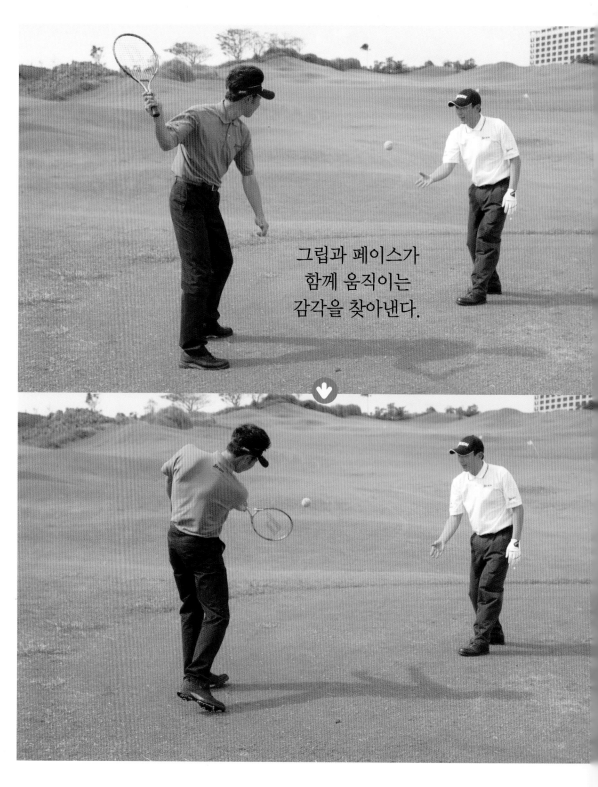

그립과 페이스가
함께 움직이는
감각을 찾아낸다.

▶▶ 테니스 라켓을 한 손으로 치고 면에 대한 감각을 찾아내면서 볼을 멀리 날리는 훈련을 한다.

한 손으로 테니스 라켓을 가지고 파트너가 토스해 준 볼을 치는 트레이닝을 하면 면에 대한 감각을 기를 뿐만 아니라 '아래에서 위로' 몸을 움직이는 순서나, 볼에 힘을 집약시키는 방법을 배울 수 있다. 중요한 것은 토스해 준 볼을 칠 때 라켓의 클럽 페이스면에 집중하면서 연습하는 것이다.

손끝만으로는 볼이 날아가지 않는다. 하체에서 생긴 힘을 상체로 전달하는 움직임의 순서를 확실하게 의식하고 움직여야 한다.

목표 방향으로 라켓면을 일치시키면서 볼에 힘을 집약시키고 곧게 멀리 날아가게 친다.

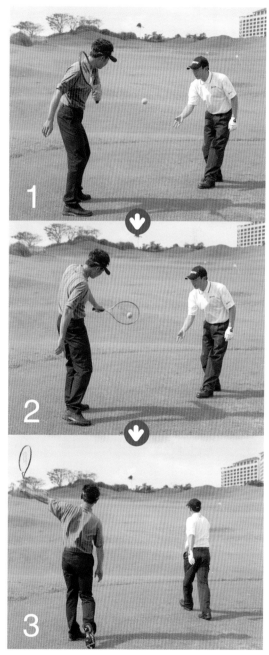

▶▶ 손끝으로 치는 것이 아니라 움직임의 순서를 의식하면서 친다.

한 손으로만 연습한다

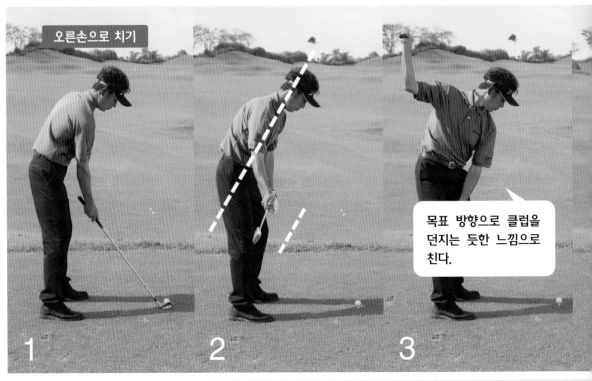

오른손으로 치기

목표 방향으로 클럽을 던지는 듯한 느낌으로 친다.

1 2 3

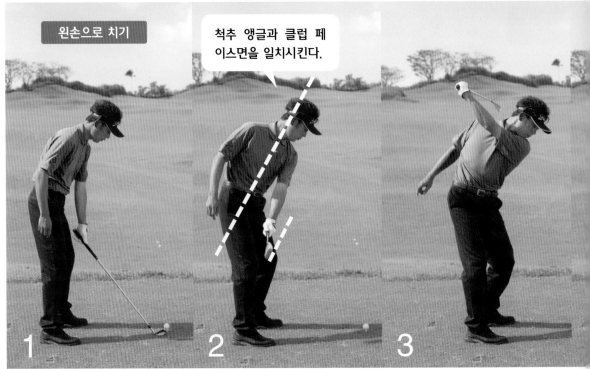

왼손으로 치기

척추 앵글과 클럽 페이스면을 일치시킨다.

1 2 3

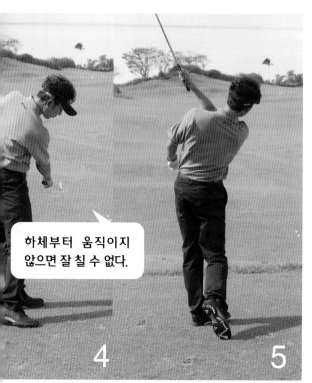

하체부터 움직이지
않으면 잘 칠 수 없다.

▶▶ 몸에 무리가 가지 않게 몸을 천천히 움직여 볼을 옮겨 본다.

한 손으로 볼을 치면 클럽 페이스 컨트롤 능력이 높아진다.

테니스 라켓을 쥘 때의 느낌으로 손바닥과 클럽 페이스면을 맞추도록 한다. 이렇게 하면 손바닥에서 면을 감지하는 능력이 높아진다.

또한 한 손으로 클럽을 휘두르면 힘을 보다 강하게 받게 되므로 허리각도를 유지하면 자연스레 좋은 스윙 플레인이 된다. 볼을 날릴 필요는 없으므로 움직임을 하나하나 확인하면서 천천히 스윙하고 볼을 가볍게 친다.

다만 한 손으로 너무 많이 치면 어깨나 팔에 무리가 갈 수 있으므로 주의해야 한다.

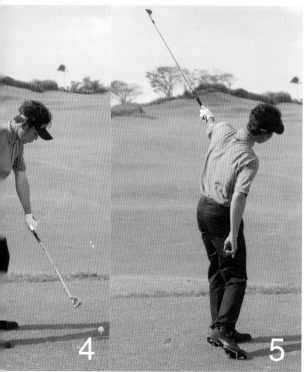

각각의 손으로 공을 치도록 하자.

머리 움직임을 자제한다

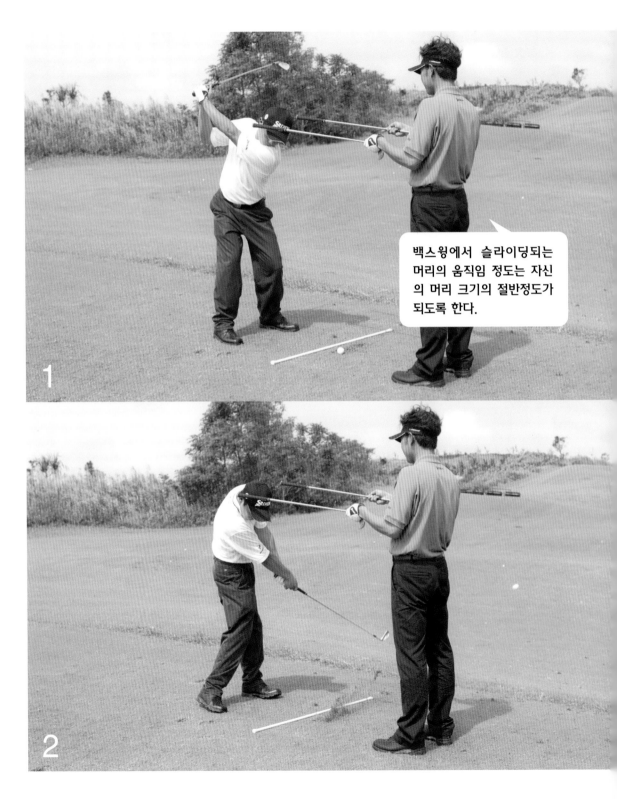

백스윙에서 슬라이딩되는 머리의 움직임 정도는 자신의 머리 크기의 절반정도가 되도록 한다.

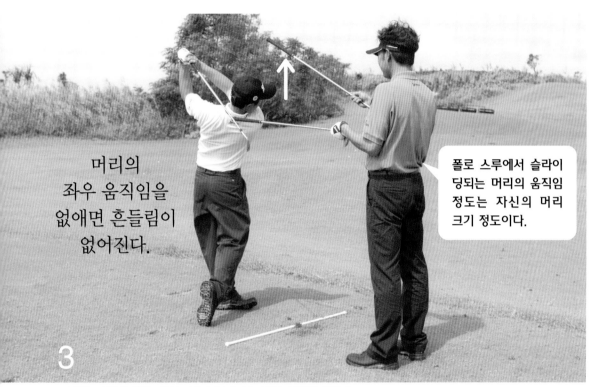

머리의
좌우 움직임을
없애면 흔들림이
없어진다.

폴로 스루에서 슬라이딩되는 머리의 움직임 정도는 자신의 머리 크기 정도이다.

3

▶▶ 도와주는 사람은 임팩트하면 타구가 보이도록 오른손 클럽을 올린다.

▶▶ 도움을 주는 사람이 머리 좌우 양쪽을 클럽으로 차단한다. 머리가 슬라이딩 되는 정도를 자제한다.

스윙 중에 머리가 앞뒤로 움직이면 척추와 허리각도가 바뀌게 되어 정확도가 현저하게 떨어진다. 또한 머리가 좌우로 많이 슬라이딩 되어도 임팩트의 정확도가 떨어져 거리나 방향에 흐트러짐이 생긴다.

골반을 좌우로 슬라이딩시키는 모던 스윙의 경우 머리도 어느 정도 슬라이딩 된다. 그러나 허용범위는 대개 백스윙에서는 머리 크기의 절반정도, 폴로 스루에서는 머리 크기 정도이다.

머리가 슬라이딩 되는 범위를 이 정도로 자제하기 위해서는 누군가에게 2개의 클럽으로 머리 좌우에 방어물을 만들도록 하면 좋다. 머리가 클럽에 부딪치지 않도록 하면서 볼을 치면 머리의 슬라이딩 범위를 자제할 수 있게 된다.

도와주는 사람은 선수가 볼을 치면 자신의 오른손 클럽을 들어 시야를 확보해 준다.

엉덩이 움직임을 자제한다

▶▶ 엉덩이가 앞뒤로 움직이는 것을 자제하는 트레이닝을 한다.

머리와 마찬가지로 허리각도를 유지하는 데 중요한 것이 엉덩이의 움직임이다.

어드레스에서 허리자세를 취했을 때 엉덩이 라인이 바뀌지 않으면 허리각도가 유지되고 있다는 증거이다. 몸과 볼의 거리가 바뀌지 않기 때문에 정확하게 볼을 맞힐 수 있다.

올바른 엉덩이의 움직임을 배우는 데에는 누군가가 뒤에서 손으로 엉덩이를 밀도록(받치도록) 하면 좋다. 엉덩이가 손에 가볍게 닿아 있는 것을 느끼면서 스윙만 하거나 또는 실제로 볼을 친다. 이때 파트너의 손을 엉덩이로 너무 밀어서는 안 되며 손에서 엉덩이가 떨어져도 안 된다.

혼자서 연습하는 경우 엉덩이 뒤에 클럽 샤프트를 꽂아 놓거나 캐디백을 놓고 엉덩이가 앞뒤로 움직이지 못하게 한다.

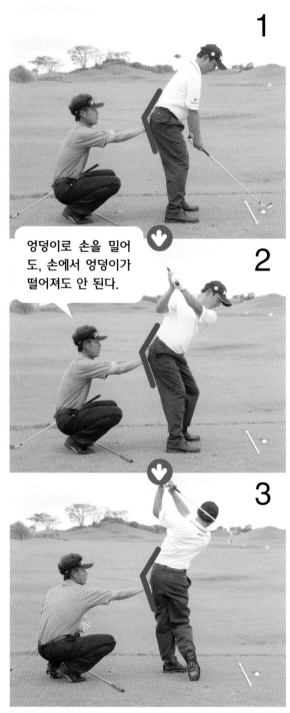

엉덩이로 손을 밀어도, 손에서 엉덩이가 떨어져도 안 된다.

▶▶ 골반 윗부분에 손을 대고 스윙한다.

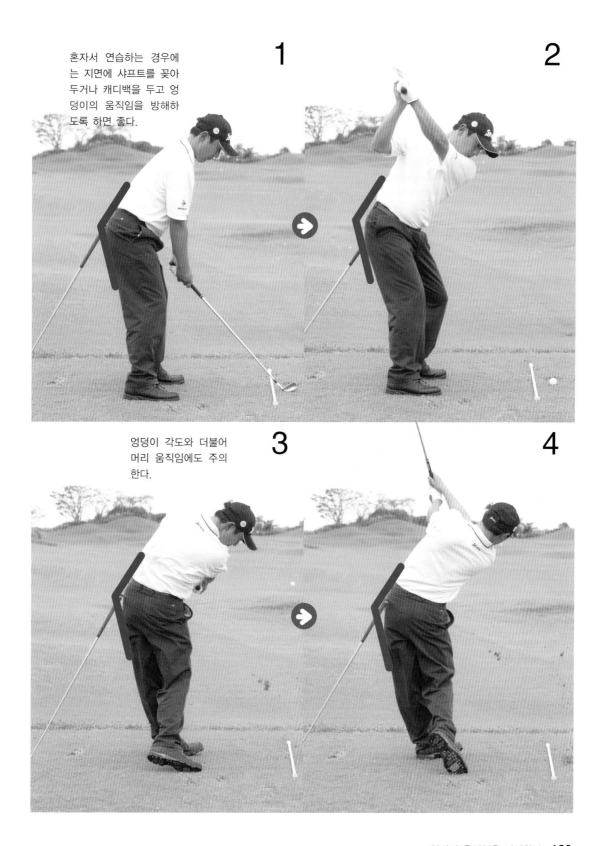

혼자서 연습하는 경우에는 지면에 샤프트를 꽂아 두거나 캐디백을 두고 엉덩이의 움직임을 방해하도록 하면 좋다.

1

2

엉덩이 각도와 더불어 머리 움직임에도 주의한다.

3

4

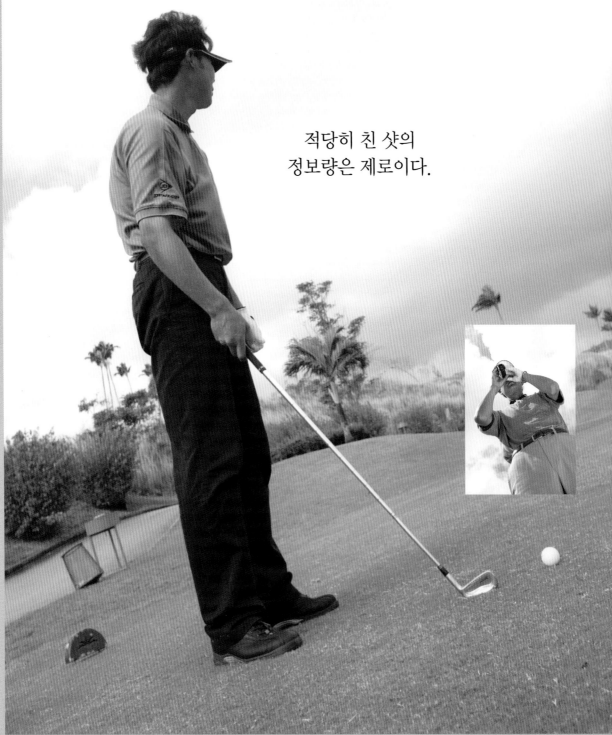

골프는 정보게임이다

적당히 친 샷의
정보량은 제로이다.

골프라는 스포츠는 한 번의 굿 샷에 얼마만큼의 의미를 둘 수 있는가를 겨루는 정보게임이다. 그러므로 자신이 치려고 하는 거리를 정확하게 측정하는 것이 중요하며 이것이 가능하지 않으면 시작도 하지 말라고 해도 과언이 아니다.

최근에는 거리측정기들도 있으므로 치기 전에 거리를 측정하고 이를 정보화한다. 항상 거리를 측정하는 습관을 들이는 것이 거리감과 정보를 향상시키는 최선의 방법이다.

거리를 재지 않는 샷은 골프를 치는 데 아무런 득이 되지 않는다. '아마 150야드 정도겠지', '그래, 그럼 6번으로 가자' 식으로 캐디와 이야기를 하면서 치면 막연한 인식밖에 남지 않는다.

자신이 친 볼에 대한 정보수집 능력이 단지 이 정도라고 한다면 거기서 끝이겠지만 더 잘하고 싶다면 정보수집 능력을 익혀나가야만 한다. 예컨대 '핀까지 156야드로 바람의 상태가 풍속 몇 미터, 볼을 쳤을 때 솟아 올라가는 부분이 조금 있다. 라이의 상황이 이랬다. 그럴 때에 몇 번 클럽을 고르고, 이 정도의 타구감으로 친 결과 핀에 가까워졌다'와 같은 식으로 하여 어느정도 정확도가 높은 정보를 머릿속에 남겨야 한다.

그런데 '잘 모르겠는데 6번 근처에서 한번 쳐 볼까' 하는 식으로 어떤 정보도 없이 적당히 친 샷은 정보량으로써는 제로에 가깝다.

굿 샷이 아주 가끔씩 나온다고 해서 이에 대해 아무런 생각을 하지 않으면 안 된다. 정보수집을 계속해 나감으로써 볼을 컨트롤 하는 수준이 올라가게 되는 것이다.

필자가 지도하는 선수는 칠 때마다 캐리나 런의 거리, 바람의 방향 등의 정보를 메모한다. 그러면 핀 바로 앞에 벙커가 있으므로 몇 야드 캐리시키면 좋겠다는 것들을 알 수 있게 된다. 왜냐하면 실제로 친 공에 대해서 거리를 조금 늘리거나 줄이는 것은 간단하기 때문이다. 먼저 기본 풀 샷이 있고 풀 샷보다 조금 약한, 하프 샷보다는 조금 강한 정도로 생각하다보면 엄밀한 거리감을 만들 수 있게 된다.

예컨대 프로선수가 160야드를 8번 아이언으로 칠 경우, 그린의 단단함과 자신의 8번 아이언으로 캐리를 계산한 뒤에 '155야드 캐리, 5야드 런'이라는 선택을 한 것이다. 이렇게 세밀한 정보를 가지면서 이 만큼의 운동을 할 수 있기 때문에 프로인 것이다.

아마추어들도 이러한 것은 프로 세계의 이야기라고 생각하지 말고 적어도 풀 샷의 거리 정도는 정확하게 파악하기 바란다. 이때 전체 거리가 아니라 캐리를 계산하는 것이다.

아마추어의 경우 캐리로 그린에 멈추게 하는 경우는 적으므로 자신의 캐리가 몇 야드인지를 정확하게 알아 두면 장애물을 피하는 계산을 할 수 있다.

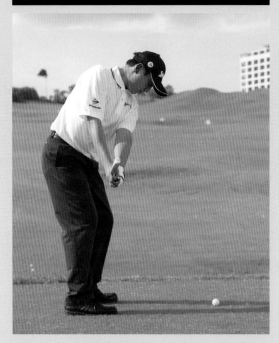

[클럽 페이스 앵글]

클럽 페이스의 방향을 말하는 것으로 톱스윙에서 가상의 임팩트 라인과 일치하고 하프웨이 다운에서 허리각도와 일치하면 스퀘어 상태이다.

제 5 장
실전 스윙 체크

스윙하는 모습에 대해서 아는 것은 매우 중요하다.
이 장에서는 필자가 투어 프로를 지도할 때 실제로 했던
스윙 체크 방법을 소개한다.

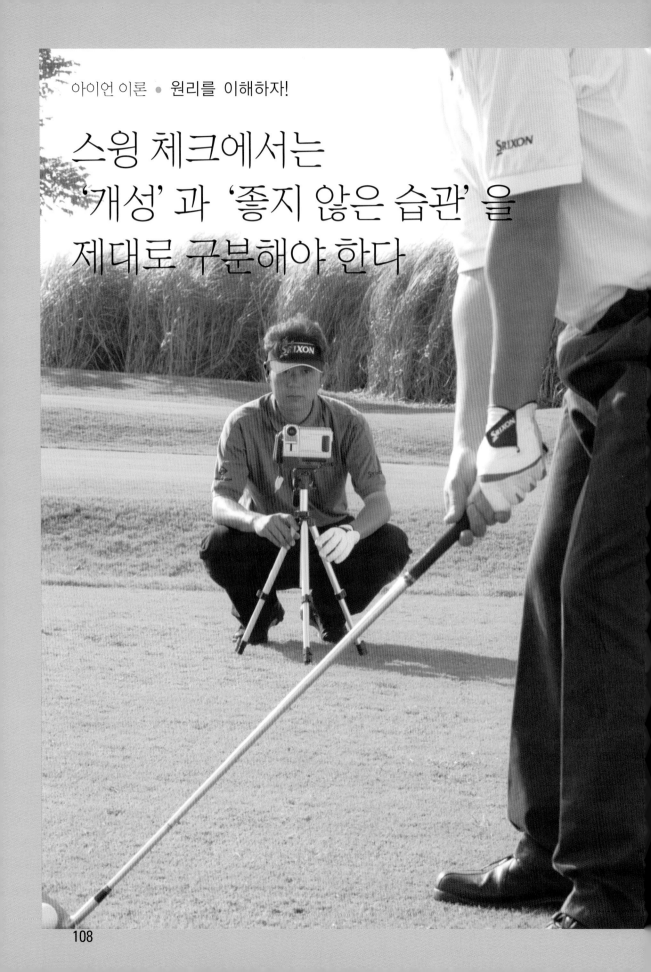

아이언 이론 ● 원리를 이해하자!

스윙 체크에서는 '개성'과 '좋지 않은 습관'을 제대로 구분해야 한다

비디오 촬영을 통해 스윙을 체크하는 것은 올바르고 객관적인 분석을 할 수 있는 사람이 해야 한다. 그러므로 자기 자신의 스윙을 체크하는 것은 정확한 분석이 될 수 없다.

예를 들면 자신의 스윙 동영상을 볼 때 가장 먼저 눈에 들어오는 것은 자신이 교정하고 싶어 하는 부분이다. 그 부분이 스윙에 악영향을 끼치고 있는 습관이라면 고쳐야 하겠지만 그러한 특징 때문에 볼 컨트롤을 할 수 있다면 그것은 그 사람의 개성이며 바꾸어야 하는 것은 아니다.

요컨대 그러한 스윙의 특징적인 부분이 습관인지, 개성인지를 판단할 수 없다면 스윙을 좋은 방향으로 이끌어 나가는 것은 어렵다.

필자는 프로선수의 개성은 가능한 살리고자 하지만 아마추어의 경우에는 프로선수들의 겉모습만을 흉내 내는 방향으로 가게 되어 템포나 밸런스를 잃어버리는 경우가 있다. 다시 말해 비디오 촬영을 사용하여 모처럼 좋은 개성을 가지고 있는 것을 알게 되었는데도 불구하고 일부러 이것을 고치려고 하는 것은 위험성이 있다는 것이다.

스윙 플레인의 개념은 어디까지나 X-ray 사진과도 같은 것이다. 스윙하는 장면을 보면서 그것의 좋고 나쁨을 평가하는 기준은 되더라도 그것 자체가 스윙을 수정하기 위한 방법론은 아니다. 겉모습의 형태만을 갖춘다고 해서 스윙의 질이 높아지는 것은 아니며 특히 스윙의 개별 부분들을 하나씩 언급하면서 그것이 온 플레인인지 아닌지를 논하는 것은 전혀 의미가 없다.

또한 아마추어가 동영상으로 스윙을 체크하는 것은 어느 정도의 수준에 도달했을 때 하도록 한다. 스윙의 흐름이 없는 수준에서 비디오를 찍으면 어떤 일정한 주관과 지식이 없기 때문에 분석할 수 없다. 즉, 팔과 몸의 일체감이나 움직임의 좌우 대칭성이 없다거나 몸과 그립의 거리가 변하거나 하는 등의 비디오를 찍는 의미가 없다. 또한 볼이 잘 맞지 않는 선수에게 포지션 레슨을 하면 기본이 없는 상태에서 겉모습의 형태만을 가르쳐주는 것이므로 볼이 더욱 맞지 않게 된다. 그러므로 이러한 단계에서는 철저하게 연속 스윙 동작을 연습하도록 한다.

주니어나 초보자도 마찬가지인데 처음에는 전체적으로 마음껏 휘두르는 것 또는 힘을 내는 방법, 그리고 템포를 연습한다. 그 다음에 플레인인 것이다. 이렇게 하는 편이 훨씬 빨리 실력을 향상시키는 것이다.

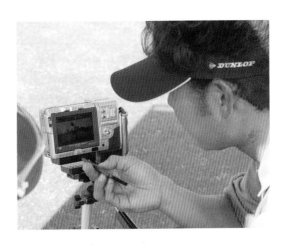

뒤쪽에서 찍을 때는
렌즈의 위치가
매우 중요하다

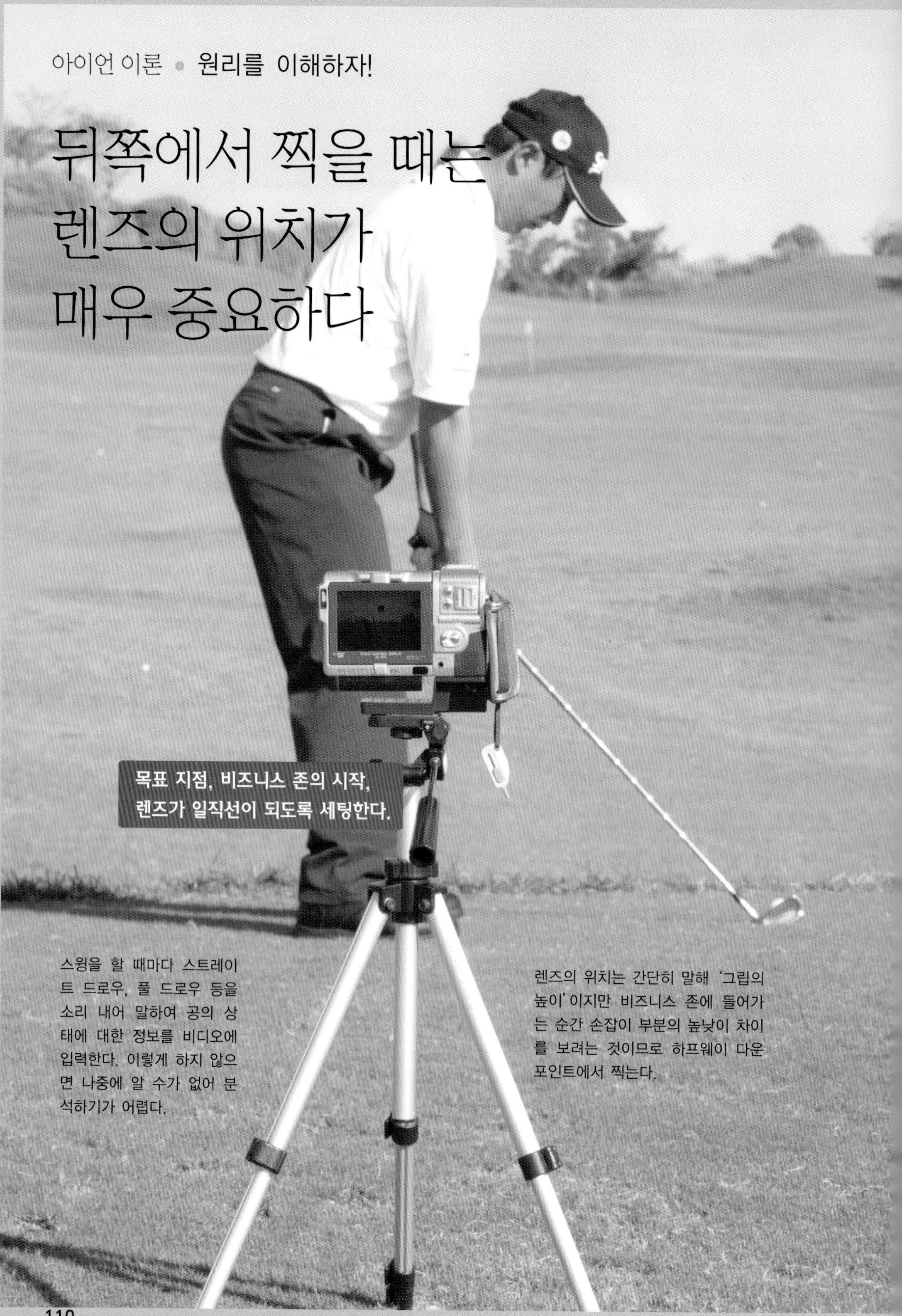

목표 지점, 비즈니스 존의 시작,
렌즈가 일직선이 되도록 세팅한다.

스윙을 할 때마다 스트레이
트 드로우, 풀 드로우 등을
소리 내어 말하여 공의 상
태에 대한 정보를 비디오에
입력한다. 이렇게 하지 않으
면 나중에 알 수가 없어 분
석하기가 어렵다.

렌즈의 위치는 간단히 말해 '그립의
높이'이지만 비즈니스 존에 들어가
는 순간 손잡이 부분의 높낮이 차이
를 보려는 것이므로 하프웨이 다운
포인트에서 찍는다.

선수의 스윙을 평가할 때는 기본적으로 정면과 후면의 2가지 방향에서 영상을 찍어 평가한다. 동영상에 의한 분석은 X-ray와 같은 것이므로 항상 같은 각도에서 찍는 것이 중요하다.

카메라는 가장 중요한 부분을 중점적으로 체크하려고 하는 높이로 설치한다. 그곳은 '하프웨이 다운'이라고 해서 비즈니스 존으로 들어간 순간의 입구이다. 이 포지션이 인사이드로 나오면 볼은 기본적으로 오른쪽으로 날아가기 쉽고, 반대로 아웃이라면 왼쪽으로 날아가기 쉬운 상태가 된다. 그러므로 이 하프웨이 다운을 기준으로 스윙을 해 나간다.

따라서 이 포지션을 정확하게 평가할 수 있도록 렌즈의 높이를 맞춘다. 준비자세를 취하고 있을 때의 그립의 높이가 아니라 약간 핸드업이 되었을 때의 높이다. 이 부분이 렌즈 안에 들어오도록 먼저 높이를 조정한다. 그리고 목표 지점과 비즈니스 존으로 들어오는 포인트를 연결한 연장선에 렌즈가 오도록 세팅한다.

다시 말해 목표 지점, 비즈니스 존의 입구, 렌즈가 일직선의 같은 높이가 되도록 세팅한다.

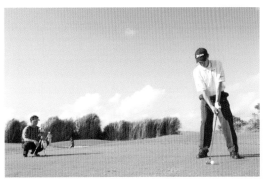

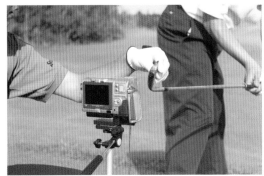

▶▶ 카메라 위치의 기준이 되는 것은 임팩트 존으로 들어가는 손잡이 부분의 높이이다.

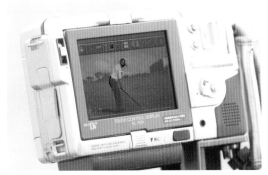

▶▶ 후면에서는 스윙 플레인과 바디모션을 모두 평가하고자 하지만 전부 들어가면 몸이 너무 작아진다. 여기서 백스윙의 루트는 일부 잘리더라도 상관없으므로 다운스윙에서는 헤드가 모두 들어가도록 세팅한다.

**비구선 뒤쪽에서의
촬영은 클럽의
움직임을 중심으로 평가한다.**

머리와 골반의 움직임이 보이는 위치에 세팅한다

정면에서 촬영하는 경우, 카메라는 골퍼가 정면이라고 느끼는 장소에 놓아두면 좋다.

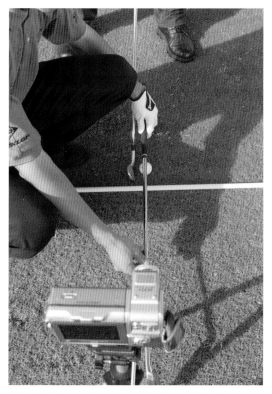

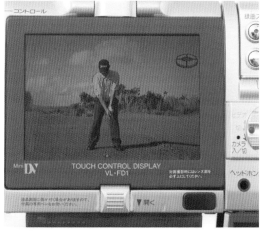

▶▶ 화면 가운데에 골퍼의 중심이 오도록 세팅한다. 바디모션이 잘 보이도록 카메라를 가깝게 한다. 스윙 중에 클럽 헤드가 잘리더라도 상관없다.

▶▶ 정면에서는 바디모션을 평가한다.

정면에서 찍을 때는 바디모션을 체크한다. 스윙 플레인을 평가하는 것이 아니므로 후면 때만큼 카메라를 설치하는 데 있어서 엄격하지는 않다.

렌즈의 높이는 후면 촬영때와 같은 정도면 된다. 그리고 몸의 중심이 화면의 중심에 오도록 한다. 오픈 스탠스 선수도 있고 클로즈드 스탠스 선수도 있으므로 정면이 어디인지 물어보도록 한다.

한편 화면크기의 제한 때문에 클럽 페이스 면에 대한 평가는 할 수 없으므로 헤드를 프레임에 넣을 필요는 없다. 어느 정도의 크기로 몸 전체가 화면에 들어가 있으면 된다.

정면에서는 골반의 움직이는 방법, 머리의 움직임, 템포, 바디 밸런스를 감지할 수 있는 영상을 찍는 것이 중요하다.

어드레스 평가

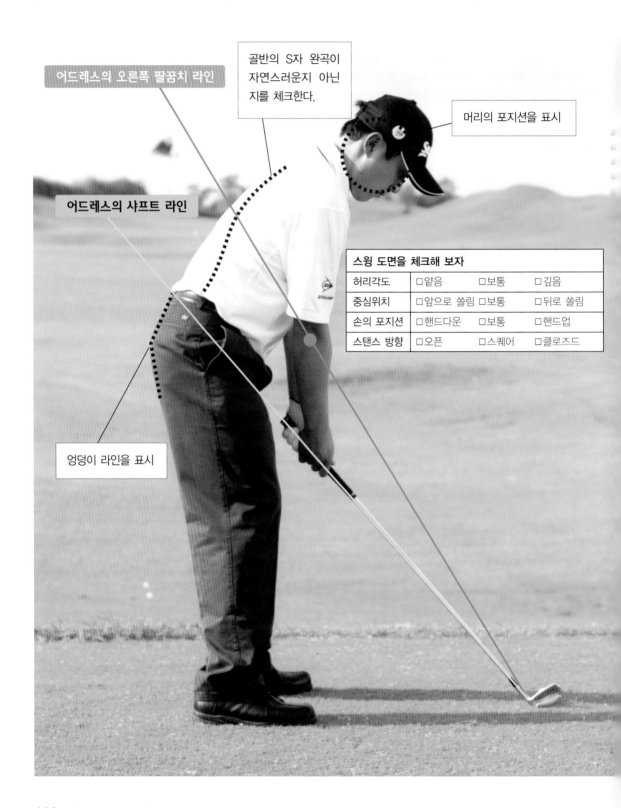

골반의 S자 완곡이 자연스러운지 아닌지를 체크한다.

어드레스의 오른쪽 팔꿈치 라인

머리의 포지션을 표시

어드레스의 샤프트 라인

엉덩이 라인을 표시

스윙 도면을 체크해 보자

허리각도	□얕음	□보통	□깊음
중심위치	□앞으로 쏠림	□보통	□뒤로 쏠림
손의 포지션	□핸드다운	□보통	□핸드업
스탠스 방향	□오픈	□스퀘어	□클로즈드

▶▶ 자연스러운 자세로 준비하고 있는지 아닌지를 스스로 체크한다.

좋은 어드레스는 기본적으로 자연스러운 자세이다. 그러므로 후면에서의 스윙 체크는 일상생활에서의 동작처럼 편안한지를 보는 것이다.

등을 너무 펴거나 숙이면 안 된다. 평상시 걸을 때 S자 완곡 라인이 그대로 나온다면 평상시의 자세로 어드레스를 하고 있다고 보면 된다.

이때 중심이 알맞은 포지션으로 되어야 한다. 중심이 앞이나 뒤로 쏠리면 허리를 숙인 자세가 올바를지는 몰라도 밸런스가 좋다고 말할 수는 없다.

그리고 몸의 얼라이먼트(조정)에 통일감이 있는지 아닌지도 중요한 체크포인트이다.

어깨, 허리, 무릎, 스탠스가 같은 방향을 향하고 있어야 하며 여기에 비틀림이 있어서는 안 된다. 어드레스 영상에서는 허리각도의 변화를 보기 위해 머리 위치와 엉덩이 라인을 표시해 둔다. 또한 백스윙의 궤도를 보기 위해서 볼(클럽 헤드)과 오른쪽 팔꿈치를 연결하는 직선 및 샤프트 라인에도 표시한다.

핸드다운

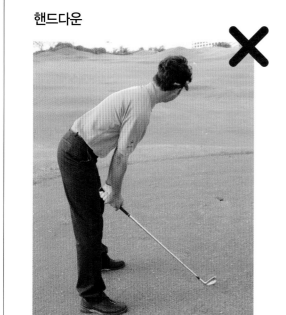

중심이 너무 뒤로 가 있다.

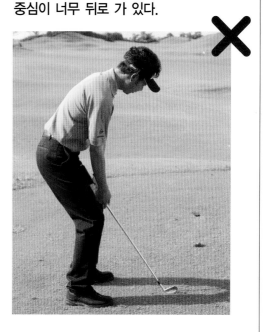

백스윙 평가

▶▶ 하프웨이 백의 포지션을
    체크한다.

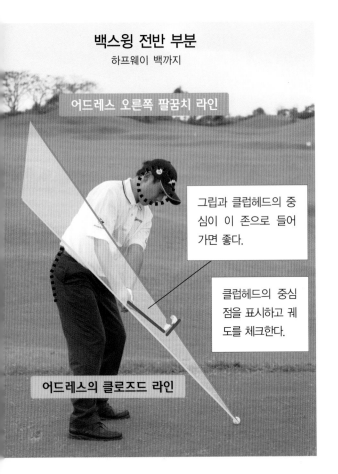

백스윙 전반 부분
하프웨이 백까지

어드레스 오른쪽 팔꿈치 라인

그립과 클럽헤드의 중심이 이 존으로 들어가면 좋다.

클럽헤드의 중심점을 표시하고 궤도를 체크한다.

어드레스의 클로즈드 라인

백스윙 이후에는 몸의 움직임과 클럽의 움직임을 동시에 체크한다.

몸의 움직임에 대해서는 어드레스에서 표시해 놓았던 머리 포지션을 나타내는 원과 엉덩이 라인을 기준으로 머리와 엉덩이의 움직임 및 허리각도가 변화하고 있는지 아닌지를 체크한다.

클럽의 움직임을 평가하기 위해서는 영상을 컷으로 나누어 보면서 클럽헤드의 중심위치에 점을 찍어나간다. 클럽헤드의 궤도가 어드레스에서 그려 놓은 오른쪽 팔꿈치와 볼을 연결하는 라인과 일치하는 것이 이상적이며 프로선수는 대부분의 경우 이 라인 위에 있다.

스퀘어	오픈	클로즈드
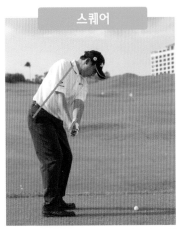	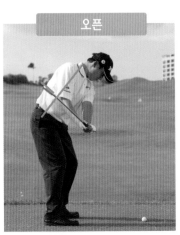	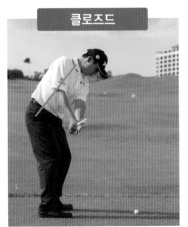
▶▶ 하프웨이 백에서 클럽 페이스면이 척추 앵글과 일치하면 스퀘어이다.	▶▶ 클럽 페이스면이 척추 앵글보다 위를 향하면 오픈이다.	▶▶ 클럽 페이스면이 척추 앵글보다 아래를 향하면 클로즈드이다.

다만 허용범위가 있어서 하프웨이 백까지는 헤드와 그립이 오른쪽 팔꿈치 라인과 어드레스 샤프트 앵글까지의 범위 안에 들어가 있으면 문제는 없으며, 그 후에는 헤드가 오른쪽 팔꿈치의 라인 위로 나오는 것이 자연스럽다.

클럽 페이스 앵글은 하프웨이 백에서 평가한다. 이때 클럽 페이스면이 척추의 앵글과 일치하고 있으면 스퀘어이다. 이보다 위를 향하고 있으면 오픈, 아래를 향하고 있으면 클로즈드이다.

백스윙 후반 부분
하프웨이 백에서 톱스윙까지

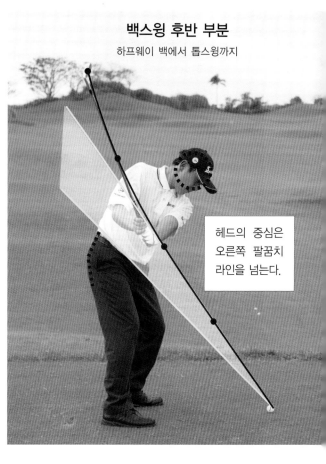

헤드의 중심은 오른쪽 팔꿈치 라인을 넘는다.

스윙 도면을 체크해 보자

손의 포지션	□인사이드	□온 플레인	□아웃사이드
클럽 포지션	□인사이드	□온 플레인	□아웃사이드
클럽 페이스 방향	□오픈	□스퀘어	□클로즈드
허리각도	□깊어짐	□변화 없음	□위로 올라감

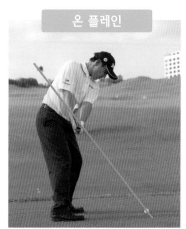

온 플레인

▶▶ 클럽헤드가 어드레스의 오른쪽 팔꿈치 라인대로 올라가면 온 플레인이다.

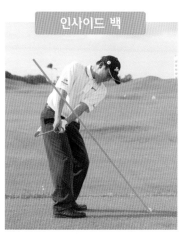

인사이드 백

▶▶ 클럽헤드가 오른쪽 팔꿈치 라인보다 안쪽으로 들어오면 인사이드 백이다.

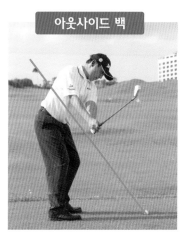

아웃사이드 백

▶▶ 클럽헤드가 오른쪽 팔꿈치 라인보다 바깥쪽으로 들어가면 아웃사이드 백이다.

톱스윙 평가

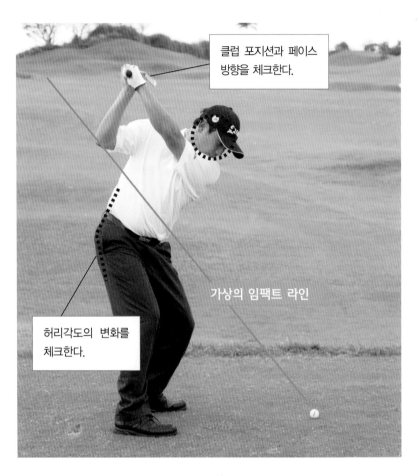

클럽 포지션과 페이스 방향을 체크한다.

가상의 임팩트 라인

허리각도의 변화를 체크한다.

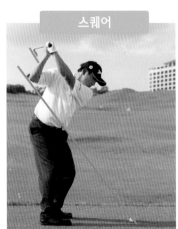

스퀘어

▶▶ 가상의 임팩트 라인과 클럽 페이스 면이 일치하면 스퀘어이다.

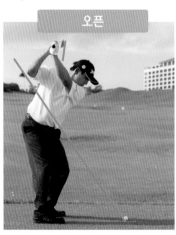

오픈

▶▶ 가상의 임팩트 라인보다 클럽 페이스가 아래를 향하면 오픈이다.

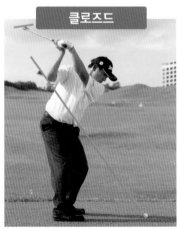

클로즈드

▶▶ 가상의 임팩트 라인보다 클럽 페이스가 위를 향하면 클로즈드이다.

▶▶ 머리와 엉덩이의 포지션을 정확하게 체크한다.

톱스윙의 영상에서는 오른쪽 팔꿈치와 볼을 연결하는 직선을 긋는다. 이 직선을 '가상의 임팩트 라인'이라 부르고 톱스윙의 상태 및 이후의 클럽 움직임을 평가하는 중요한 기준이 된다. 가상의 임팩트 라인과 샤프트 라인이 평행한 것이 온 플레인 상태이다. 그리고 가상의 임팩트 라인보다 오른쪽을 향하면 크로스, 왼쪽을 향하면 레이드 오프이다. 클럽 페이스 앵글은 클럽 페이스면이 가상의 임팩트 라인과 평행하면 스퀘어, 이보다 아래를 향하면 오픈, 위를 향하면 클로즈드이다.

클럽 포지션이 온 플레인에서는 클럽 페이스 앵글이 스퀘어인 상태가 이상적이지만 그립의 개성이나 몸을 움직이는 방법, 볼의 비행 방향에 따라 약간의 크로스나 레이드 오프 또는 오픈이나 클로즈드가 되는 경우도 있으므로 절대로 온 플레인&스퀘어여야만 하는

것은 아니며 종합적으로 판단할 필요가 있다.

톱의 높이에 관해서는 어드레스 할 때의 오른쪽 팔꿈치 라인과 가상의 임팩트 라인이 일치하고 있는 것이 보통의 상태로 이보다 오른쪽 팔꿈치 위치가 높아지면 업라이트, 낮으면 플래트이다.

몸의 움직임에 관해서는 머리 포지션과 엉덩이 라인이 어드레스 때와 일치하는 것이 중요하며, 허리각도가 변화하는 것은 좋지 않다.

스윙 도면을 체크해 보자			
톱의 높이	□업라이트	□일반적임	□플래트
클럽의 포지션	□레이드 오프	□온 플레인	□크로스
톱의 크기	□콤팩트	□일반적임	□오버스윙
페이스의 방향	□오픈	□스퀘어	□클로즈드
허리각도	□깊어짐	□변화 없음	□위로 올라감

온 플레인	크로스	레이드 오프

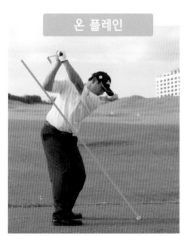

▶▶ 가상의 임팩트 라인과 샤프트 라인이 일치하면 온 플레인이다.

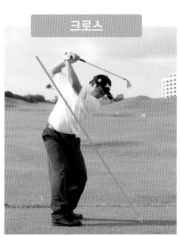

▶▶ 가상의 임팩트 라인보다 샤프트 라인이 오른쪽을 향하면 크로스이다.

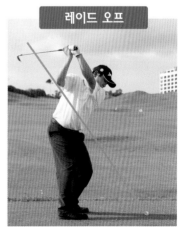

▶▶ 가상의 임팩트 라인보다 샤프트 라인이 왼쪽을 향하면 레이드 오프이다.

다운스윙 평가

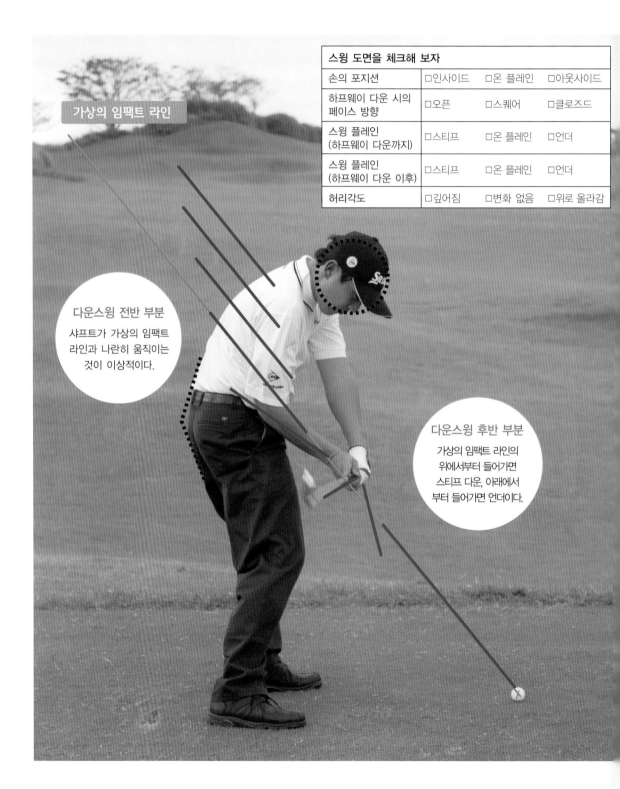

가상의 임팩트 라인

스윙 도면을 체크해 보자			
손의 포지션	□인사이드	□온 플레인	□아웃사이드
하프웨이 다운 시의 페이스 방향	□오픈	□스퀘어	□클로즈드
스윙 플레인 (하프웨이 다운까지)	□스티프	□온 플레인	□언더
스윙 플레인 (하프웨이 다운 이후)	□스티프	□온 플레인	□언더
허리각도	□깊어짐	□변화 없음	□위로 올라감

다운스윙 전반 부분
샤프트가 가상의 임팩트 라인과 나란히 움직이는 것이 이상적이다.

다운스윙 후반 부분
가상의 임팩트 라인의 위에서부터 들어가면 스티프 다운, 아래에서부터 들어가면 언더이다.

▶▶ 전반과 후반으로 나누어 샤프트의 움직임을 쫓아간다.

다시 내려치기 시작하는 다운스윙 부분부터는 샤프트의 라인을 표시하고 영상을 컷으로 나누어 보면서 샤프트의 움직임을 쫓아나간다. 샤프트가 가상의 임팩트 라인을 기준으로 어떻게 움직이는지가 중요하고 내려치기를 시작하여 하프웨이 다운까지를 전반 부분, 하프웨이 다운에서 임팩트까지를 후반 부분으로 나누어 평가한다. 하프웨이 다운까지 샤프트가 가상의 임팩트 라인과 일치하고 그대로 임팩트 하는 것이 이상적인 상태이다.

샤프트 라인이 가상의 임팩트 라인과 평행하다면 온 플레인으로, 이보다 서 있으면 스티프 다운, 누워 있으면 언더라고 표현한다. 샤프트가 빠른 단계에서 온 플레인으로 올라가면 좋은 스티프라 할 수 있다.

클럽 페이스 앵글은 하프웨이 다운에서 본다. 가상의 임팩트 라인보다 열려 있지 않으며 확실하게 볼을 콘택트 할 수 있는 클럽 페이스 앵글인지가 중요하다.

물론 허리각도가 변했는지 아닌지를 주의하고 본다. 어드레스 시의 머리와 엉덩이의 포지션이 다운스윙 이후에도 바뀌지 않는 것이 중요하며, 여기에 어긋남이 있어서는 안 된다. 예컨대 골반이 앞으로 나오면 몸이 들뜨거나 왼쪽 겨드랑이가 열리기 쉬워지고, 머리가 앞으로 깊이 들어가면 오른쪽 어깨가 빨리 열려 컷의 움직임으로 된다.

머리가 앞뒤로 움직이는 것은 절대 피해야 하지만 상하 움직임에 관해서는 힘을 낼 때에

약간 가라앉는 경향이 있으므로 약간의 허용 범위가 있어도 무방하다. 머리를 상하로 작게 움직이는 것은 대부분의 프로선수들에게 볼 수 있는 현상이다.

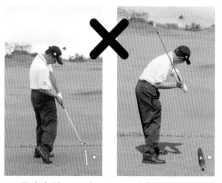

허리각도가 절대로 바뀌면 안 된다.

▶▶ 골반이 앞으로 나오면 몸이 느슨해져서 왼쪽 겨드랑이가 열린다.

▶▶ 머리가 앞으로 깊이 들어가면 오른쪽 어깨가 열려 컷을 치게 된다.

임팩트 평가

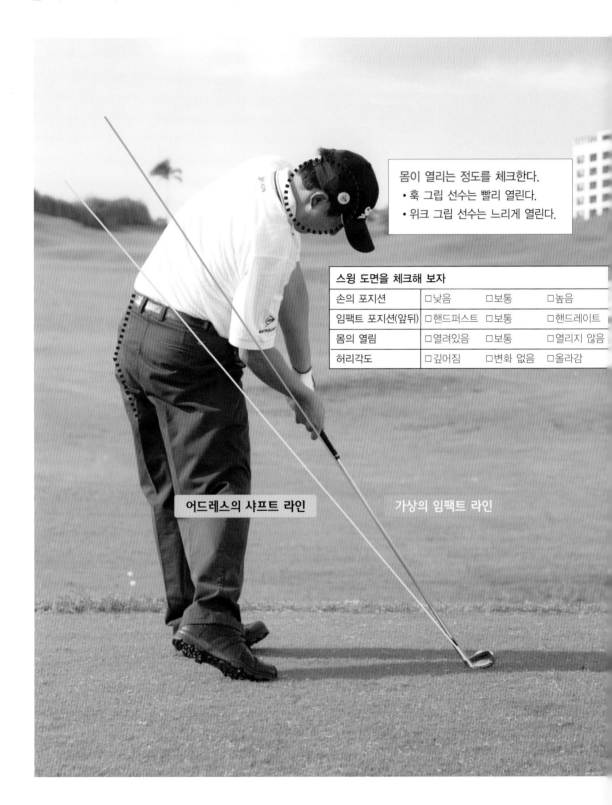

몸이 열리는 정도를 체크한다.
- 훅 그립 선수는 빨리 열린다.
- 위크 그립 선수는 느리게 열린다.

어드레스의 샤프트 라인

가상의 임팩트 라인

스윙 도면을 체크해 보자

손의 포지션	☐낮음	☐보통	☐높음
임팩트 포지션(앞뒤)	☐핸드퍼스트	☐보통	☐핸드레이트
몸의 열림	☐열려있음	☐보통	☐열리지 않음
허리각도	☐깊어짐	☐변화 없음	☐올라감

▶▶ 임팩트의 샤프트 라인이
가상의 임팩트 라인과
일치하고 있는지가 중요하다.

임팩트 포지션은 톱스윙의 오른쪽 팔꿈치
위치에서 결정한다. 어드레스의 샤프트 앵글
과 일치하고 있는 것이 아니다.

샤프트가 가상의 임팩트 라인과 일치한 포
지션에서 확실히 끝까지 잡고 있는지가 중요
하다. 가상의 임팩트 라인보다 손잡이 부분이
높아지면 하이 임팩트, 낮으면 로우 임팩트가
된다.

바디모션은 어드레스할 때부터 허리각도가
변화해서는 안 되며, 몸의 열린 정도나 몸이
멈춰 있는 것은 아닌지 체크한다. 이때 주의
해야 할 것은 훅 그립 선수는 훅이 걸리는 것
을 막기 위해서 몸을 빠르게 여는 것에 비해
위크 그립 선수는 몸을 열지 않는 경향이 있
다. 다시 말해 단순히 몸을 빨리 여는가 느리
게 여는가가 아니라 그립과의 균형을 보면서
종합적으로 평가해야 한다.

다시 말해 어드레스나 톱스윙 상태와 이어지
는 임팩트인지 아닌지가 중요한 것이지 형태
가 좋은가 좋지 않은가에 대한 평가가 아니다.

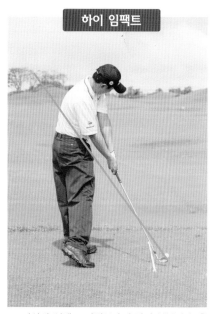

하이 임팩트

▶▶ 가상의 임팩트 라인보다 손잡이 부분이 높은
위치에서 치면 하이 임팩트가 된다.

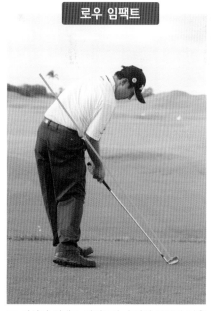

로우 임팩트

▶▶ 가상의 임팩트 라인보다 손잡이 부분이 낮은
위치에서 치면 로우 임팩트가 된다.

폴로 스루 평가

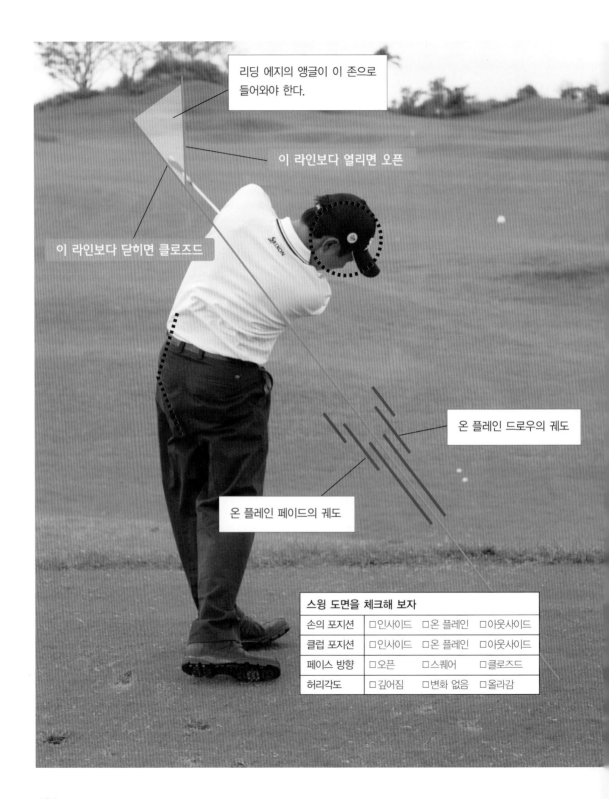

리딩 에지의 앵글이 이 존으로 들어와야 한다.

이 라인보다 열리면 오픈

이 라인보다 닫히면 클로즈드

온 플레인 드로우의 궤도

온 플레인 페이드의 궤도

스윙 도면을 체크해 보자			
손의 포지션	□인사이드	□온 플레인	□아웃사이드
클럽 포지션	□인사이드	□온 플레인	□아웃사이드
페이스 방향	□오픈	□스퀘어	□클로즈드
허리각도	□깊어짐	□변화 없음	□올라감

▶▶ 자연스럽게 위로 세워지면서 클럽이 온 플레인으로 빠지는 것이 이상적이다.

폴로 스루에서는 가상의 임팩트 라인을 기준으로 클럽이 어떻게 빠져나갔는지를 본다. 가상의 임팩트 라인과 샤프트가 평행이면 온 플레인이며 다소 바깥쪽으로 평행하게 빠져 나가면 온 플레인의 드로우, 다소 안쪽으로 평행하게 빠져 나가면 온 플레인의 페이드, 완전히 일치하고 있으면 퍼펙트 스트레이트 이다.

클럽 페이스 앵글의 경우는 가상의 임팩트 라인을 기준으로 리딩 에지가 같은 각도에서 빠져나가면 스탠다드로 로테이션이 들어간 상태이며, 힘을 억제하면서 치는 컨트롤 샷의 경우는 이보다 클럽 페이스가 열린다.

리딩 에지의 앵글이 지면과 수직을 이루는 라인과 가상의 임팩트 라인의 폭 사이에 들어가야 하며, 가상의 임팩트 라인보다 페이스가 닫혀 있으면 로테이션이 너무 들어가 '손을 너무 뒤집는' 상태이며, 지면과 수직을 이루는 라인보다 열려 있으면 너무 열린 상태이다.

또한 폴로 스루는 균형 있게 올라가서 피니시를 향한 연결 역할을 하고 있으므로 그립 부분이 허리높이를 넘어가는 즈음에서 허리각도를 자연스럽게 편다.

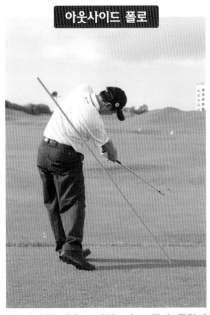

아웃사이드 폴로

▶▶ 가상의 임팩트 라인보다 그립과 클럽이 바깥으로 빠진 상태

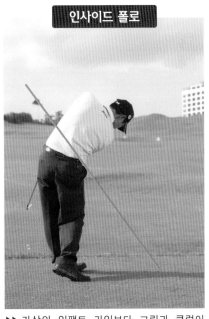

인사이드 폴로

▶▶ 가상의 임팩트 라인보다 그립과 클럽이 안쪽으로 빠진 상태

피니시 평가

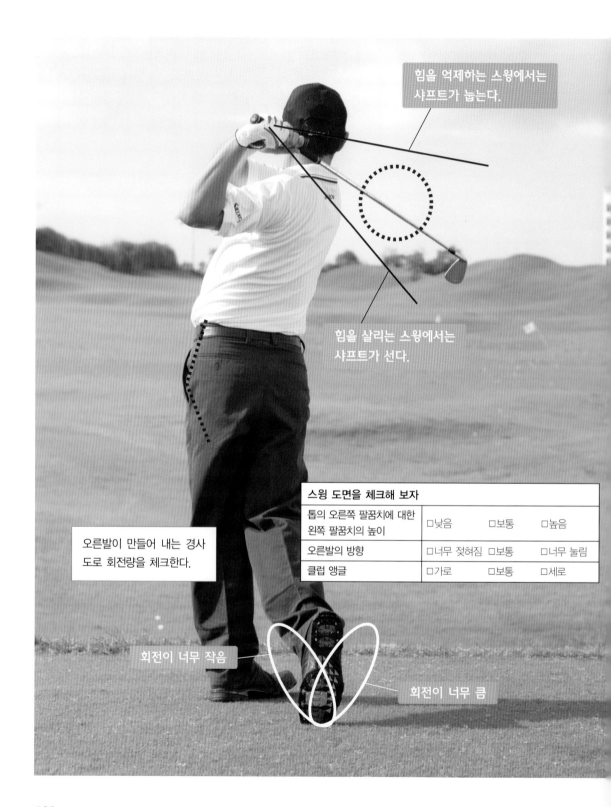

힘을 역제하는 스윙에서는 샤프트가 눕는다.

힘을 살리는 스윙에서는 샤프트가 선다.

오른발이 만들어 내는 경사도로 회전량을 체크한다.

회전이 너무 작음

회전이 너무 큼

스윙 도면을 체크해 보자			
톱의 오른쪽 팔꿈치에 대한 왼쪽 팔꿈치의 높이	□낮음	□보통	□높음
오른발의 방향	□너무 젖혀짐	□보통	□너무 눌림
클럽 앵글	□가로	□보통	□세로

▶▶ 톱의 오른쪽 팔꿈치와 피니시의 왼쪽 팔꿈치의 높이를 같게 한다.

피니시에서는 먼저 왼쪽 팔꿈치의 높이가 톱스윙의 오른쪽 팔꿈치의 높이와 일치하고 있는지를 본다. 프로선수의 90% 이상이 이 높이가 일치하는데, 대부분의 선수가 좌우 밸런스를 중요하게 여기며 클럽을 휘두르고 있다는 설명이기도 하다. 그러므로 가상의 임팩트 라인과 피니시의 왼쪽 팔꿈치가 같은 포지션으로 들어가고 있는지 아닌지는 중요한 포인트이다.

피니시에서는 어드레스 시의 허리각도가 유지될 필요는 없다. 유지하고 있으면 오히려 거북하며 척추를 아프게 할 가능성도 있다. 힘들지 않는 자세로 깔끔하게 위로 올라가는 상태를 목표로 한다.

이때 오른발이 너무 젖혀지면 지나치게 회전한 것이다. 오른쪽 어깨가 깊이 들어가 늦게 휘두르는 경우가 많으며 반대로 오른발이 너무 눌려 있어도 허리를 밀어 올리는 동작이 들어가거나 바디모션이 타원형으로 일그러지는 원인이 된다.

또한 피니시 클럽 앵글을 보면 플레이어가 어떤 의도로 스윙했는지를 읽어낼 수 있다. 샤프트가 옆으로 쓰러져 있을수록 힘을 억제하는 스윙으로 친 결과이고, 세로로 들어가 있을수록 힘을 살려서 스윙을 했다는 것을 알 수 있다.

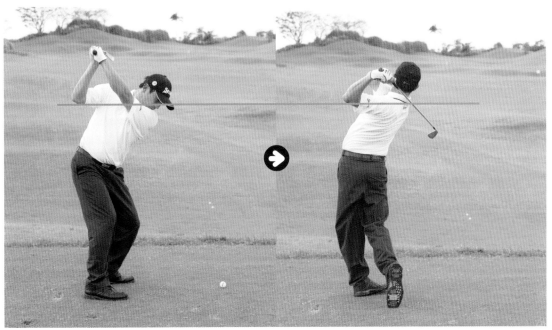

▶▶ 톱스윙의 오른쪽 팔꿈치와 피니시의 왼쪽 팔꿈치의 높이가 일치하면 스윙의 좌우 대칭성이 지켜지고 있다는 것을 나타낸다.

바디모션의 평가

▶▶ 머리의 슬라이딩 허용범위는 백스윙에서는 머리 크기의 절반정도, 폴로 스루에서는 머리 크기 정도이다.

정면에서 본 영상에서는 바디모션을 중심으로 평가한다.

어드레스 시점에서 먼저 머리를 표시하고, 엉덩이 좌우에 라인을 넣어 이 가운데를 몸이 어떻게 움직이고 있는가를 평가하는 것이다.

모던 스윙의 경우 백스윙에서 오른쪽 엉덩이 라인을 유지하면서 몸이 턴한다. 그리고 폴로 스루에서는 왼쪽 엉덩이 라인과 왼쪽 다리 관절이 일치하고 그 라인을 중심으로 몸이 턴한다. 클래식 스윙의 경우에는 어드레스 시의 좌우 라인보다도 조금 안쪽에서 돌지만 어떤 경우에도 움직임에 있어서 균형과 좌우 대칭성이 중요하다.

머리의 이동 범위는 백스윙에서는 머리 크기의 절반정도, 폴로 스루에서는 머리 크기 이내로 하지 않으면 시야가 비뚤어질 가능성이 있다.

또한 정면에서는 어드레스에서 좌우 팔의 길이가 일치하고 있는지, 스탠스의 폭은 타당한지, 중심이 한가운데에 있는지 외에 그립 포지션, 볼의 위치와 같은 요소도 체크한다.

1

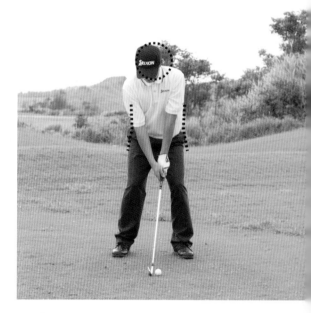

머리와 엉덩이에 표시를 해두고 스탠스 폭, 중심 위치, 볼의 위치, 그립을 체크한다.

4

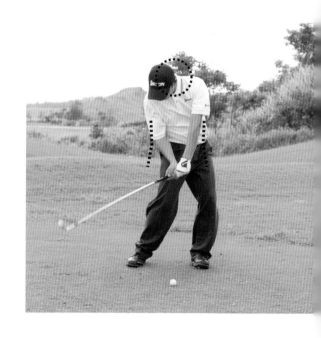

2 모던 스윙은 오른쪽 엉덩이 라인이 바뀌지 않는다.

3 백스윙에서의 머리가 슬라이딩 되는 허용범위는 머리 크기의 절반까지이다.

5 왼쪽 엉덩이가 라인과 왼쪽 다리 관절이 일치한다.

6 폴로 스루에서 머리가 슬라이딩 되는 허용범위는 머리 크기 정도이다.

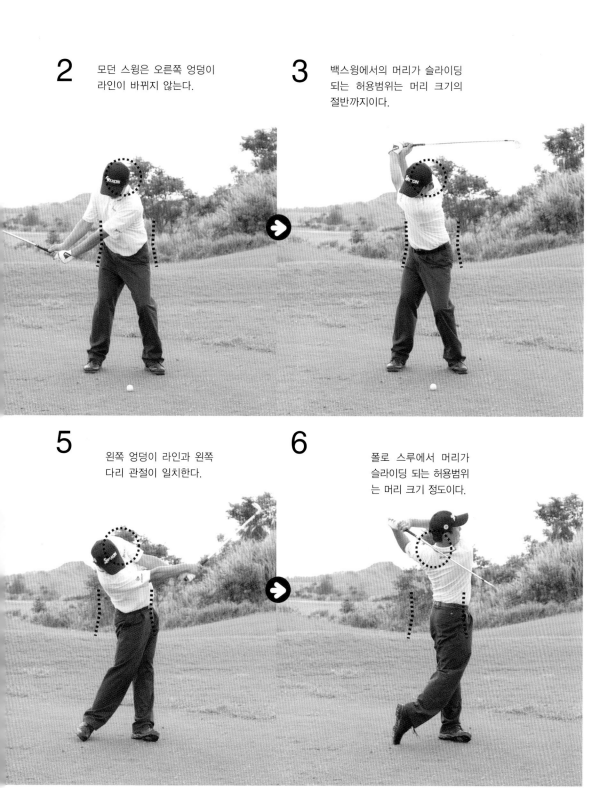

인사이드 테이크 백의 폐해

▶▶ 볼에서 멀어지면서
어저스트하는 스윙

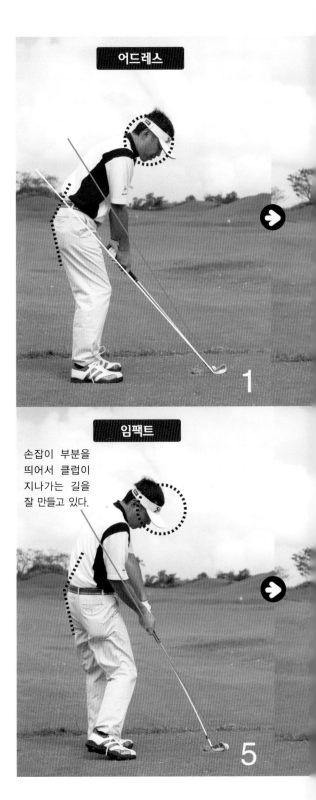

어드레스

1

임팩트

손잡이 부분을
띄어서 클럽이
지나가는 길을
잘 만들고 있다.

5

이제 아마추어의 스윙을 보도록 하자. 이 선수의 스윙에서 먼저 눈에 띄는 것은 인사이드 테이크 백이다. 손보다도 헤드가 인사이드로 올라가면 톱의 포지션이 크로스로 들어갈 가능성이 높아지는데 이 스윙에서도 그대로 되고 있다.

백스윙에서 다운스윙으로 전환하는 것은 크로스→스티프→언더 순서로 샤프트가 내려온다.

클럽이 아래에서 들어오기 때문에 다운스윙에서 상체가 뻗어 올라간다. 이 상태 그대로라면 더프가 되어버리지만 손잡이 부분을 띄워서 클럽이 지나갈 길을 잘 만들고 있다. 자신을 볼에서 멀어지게 하여 볼과 거리를 맞추면서 치고 있는 것이다.

임팩트에서 왼쪽 겨드랑이는 잘 붙어 있는데, 만약 떨어져 버리면 푸시 아웃이 된다.

폴로 스루는 조금 아웃으로 끝까지 치고 피니시의 높이는 톱 포지션보다도 약간 낮은 부분으로 들어온다.

볼의 비행방향은 드로우 계통이다. 예상되는 실수는 덕훅이나 푸시 아웃일 것이다. 다만 아마추어로서는 꽤 수준 높은 스윙이라고 할 수 있다.

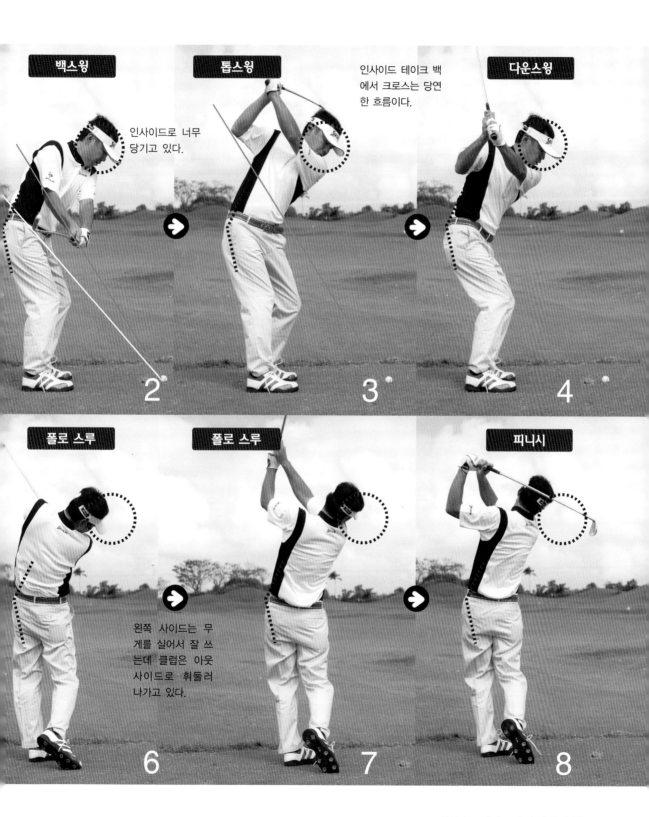

백스윙

인사이드로 너무
당기고 있다.

2

톱스윙

인사이드 테이크 백
에서 크로스는 당연
한 흐름이다.

3

다운스윙

4

폴로 스루

왼쪽 사이드는 무
게를 실어서 잘 쓰
는데 클럽은 아웃
사이드로 휘둘러
나가고 있다.

6

폴로 스루

7

피니시

8

골반의 움직임에 주목하자

▶▶ 움직임에 좌우 대칭성이 없으면
　　실수를 하는 원인이 된다.

이 선수는 백스윙에서 체중이 약간 왼쪽으로 쏠리는 것이 조금 신경 쓰인다. 오른쪽으로 중심이동이 되지 않고 어드레스 할 때의 허리 오른쪽 라인보다 안쪽에서 골반이 회전하고 있다. 그 결과 오른쪽 다리에 무게를 실어서 체중이 이동되지 않는 것이 이 스윙의 문제점이다.

오른쪽으로 움직일 수 없으므로 몸의 오른쪽 사이드에 큰 공간이 생기고 자연스럽게 그곳으로 팔이 휘둘리게 된다. 이 때문에 백스윙이 인사이드로 들어가 버린다. 다운스윙 시작 이후 왼쪽으로는 체중이동이 잘 되지만 백스윙에서 오른쪽으로 이동될 수 없었기 때문에 어드레스의 왼쪽 허리 라인에서 조금 앞쪽으로 왼쪽 다리에서 턴한다. 요컨대 좌우 대칭성의 규칙이 지켜지고 있지 않다는 것이다.

다만 전체적인 균형으로 볼 때는 좋은 스윙이라고 할 수 있다. 상체를 사용하는 방법도 유연하며 무엇보다도 움직임에 힘이 들어가 있지 않다. 보통은 바디모션에 문제가 있으면 다운스윙에 힘이 들어가지만 이 스윙에서는 그렇지 않다.

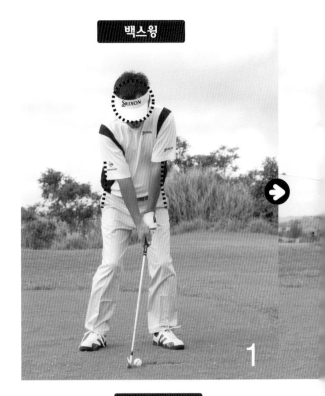

백스윙

1

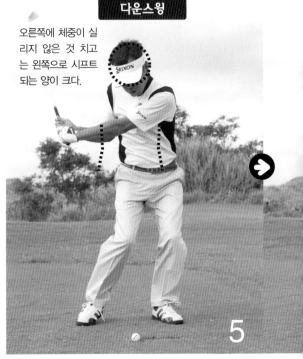

다운스윙

오른쪽에 체중이 실리지 않은 것 치고는 왼쪽으로 시프트 되는 양이 크다.

5

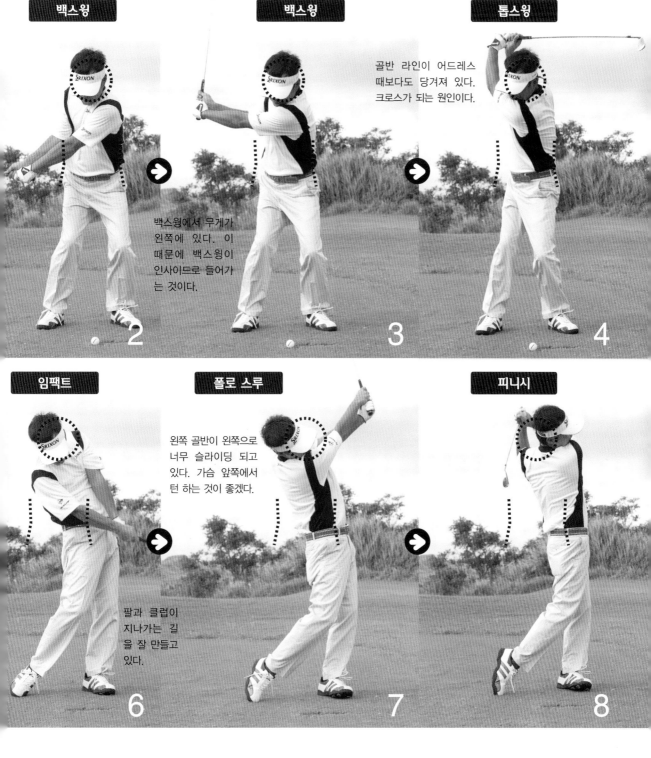

백스윙

백스윙

톱스윙

골반 라인이 어드레스 때보다도 당겨져 있다. 크로스가 되는 원인이다.

백스윙에서 무게가 왼쪽에 있다. 이 때문에 백스윙이 인사이드로 들어가는 것이다.

2

3

4

임팩트

폴로 스루

피니시

왼쪽 골반이 왼쪽으로 너무 슬라이딩 되고 있다. 가슴 앞쪽에서 턴 하는 것이 좋겠다.

팔과 클럽이 지나가는 길을 잘 만들고 있다.

6

7

8

골반의 움직임을 고치면 클럽의 궤도가 바뀐다

▶▶ 골반을 슬라이딩시켜 인사이드 테이크 백을 교정한다.

스윙을 수정하는 데 있어 가장 좋은 방법은 스윙의 시작을 교정하는 것이다. 구체적으로는 백스윙을 스트레이트로 하는 것이다.

이를 위해서는 먼저 메디신 볼로 골반의 움직임을 만든다. 머리의 운동량을 적게 하고 춤추듯이 골반을 스윙하는 느낌으로 움직이도록 한다. 골반이 부드럽게 들어가지 않기 때문에 무릎이 앞으로 움직이게 돼 버린다.

다음으로 클럽을 가지고 같은 느낌으로 움직인다. 손목각도는 절대 바꾸지 않는다는 의식을 가지고 연속으로 스윙 동작을 한다.

마지막으로 2개의 클럽을 가이드로 삼아 시작할 때 30cm를 곧게 당기는 연습과 손잡이 부분을 느슨하지 않게 휘두르는 연습을 한다.

이러한 흐름으로 연습해 나가면 오른쪽에 불필요한 공간이 없어져 톱스윙의 크로스 경향이 약해진다. 그러면 클럽이 아래부터 들어가는 경향이 약해져 볼의 비행 방향이 안정적으로 될 것이다.

또한 반동을 사용할 수 있게 되므로 클럽 헤드의 스피드와 파워가 올라가고 손잡이 부분이 느슨하지 않게 되면 탄도의 높이를 억제할 수 있게 된다.

아마추어는 레이드 오프가 거의 없고 대부분 오픈 크로스이다. 이 포지션에서 드로우로 칠 수 있다면 아마추어 선수로서는 수준이 높다고 말할 수 있다. 완전히 톱을 온 플레인으로 해 버리면 현재 자신이 가장 자신 있게 칠 수 있는 볼인 드로우 볼을 칠 수 없게 되므로 약간의 필요악을 남겨 두는 것이 중요하다.

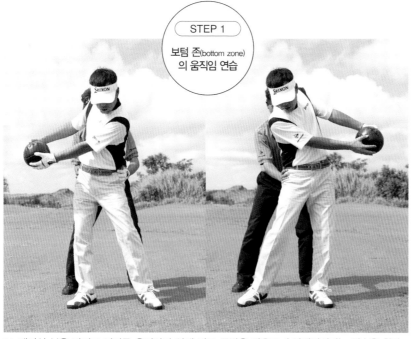

STEP 1

보텀 존(bottom zone)
의 움직임 연습

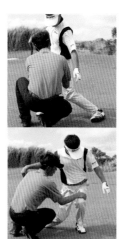

▶▶ 무릎을 바로 옆으로
슬라이딩시킨다.

▶▶ 메디신 볼을 가지고 머리를 움직이지 않게 하고 골반을 좌우로 슬라이딩시키는 연습을 한다.

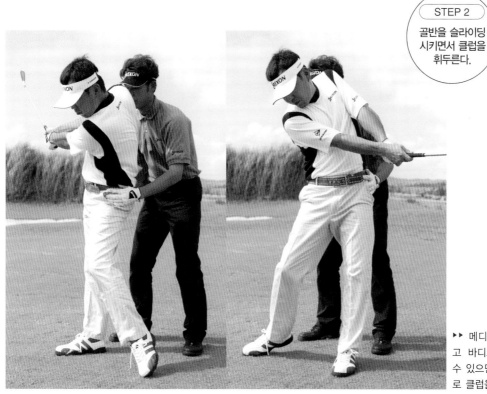

STEP 2

골반을 슬라이딩
시키면서 클럽을
휘두른다.

▶▶ 메디신 볼을 가지
고 바디모션을 이해할
수 있으면 같은 느낌으
로 클럽을 휘두른다.

시작할 때 클럽을 곧게 당기면 많은 문제가 해결된다

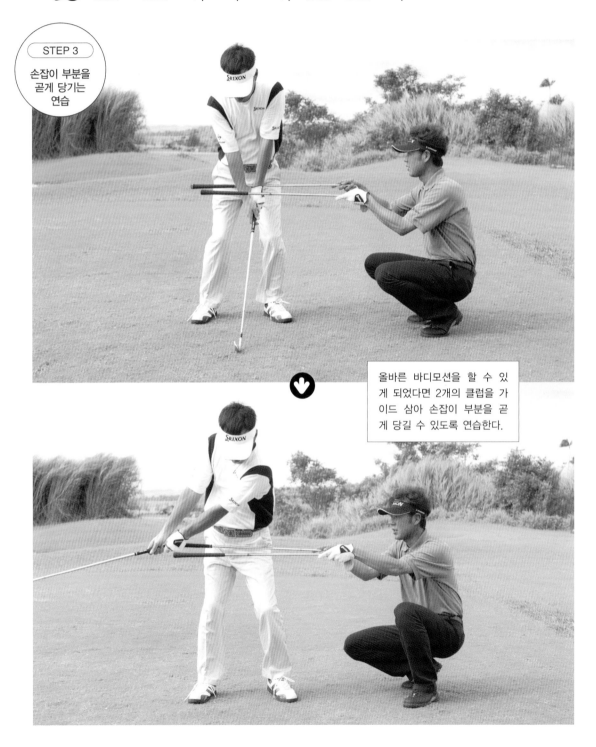

STEP 3

손잡이 부분을 곧게 당기는 연습

올바른 바디모션을 할 수 있게 되었다면 2개의 클럽을 가이드 삼아 손잡이 부분을 곧게 당길 수 있도록 연습한다.

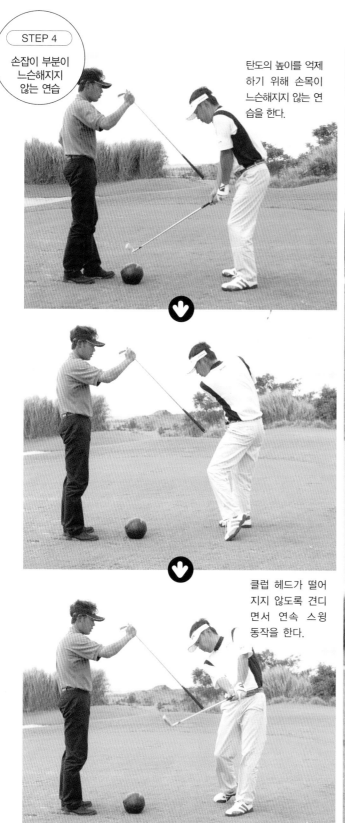

STEP 4
손잡이 부분이
느슨해지지
않는 연습

탄도의 높이를 억제
하기 위해 손목이
느슨해지지 않는 연
습을 한다.

클럽 헤드가 떨어
지지 않도록 견디
면서 연속 스윙
동작을 한다.

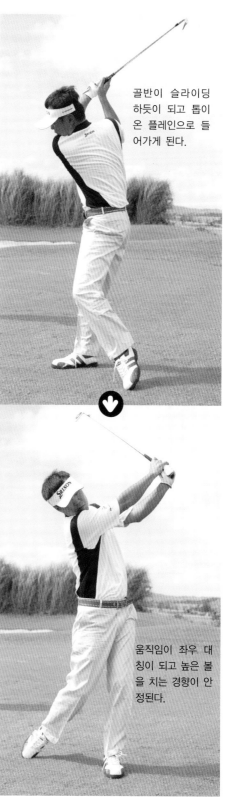

골반이 슬라이딩
하듯이 되고 톱이
온 플레인으로 들
어가게 된다.

움직임이 좌우 대
칭이 되고 높은 볼
을 치는 경향이 안
정된다.

훅의 메커니즘

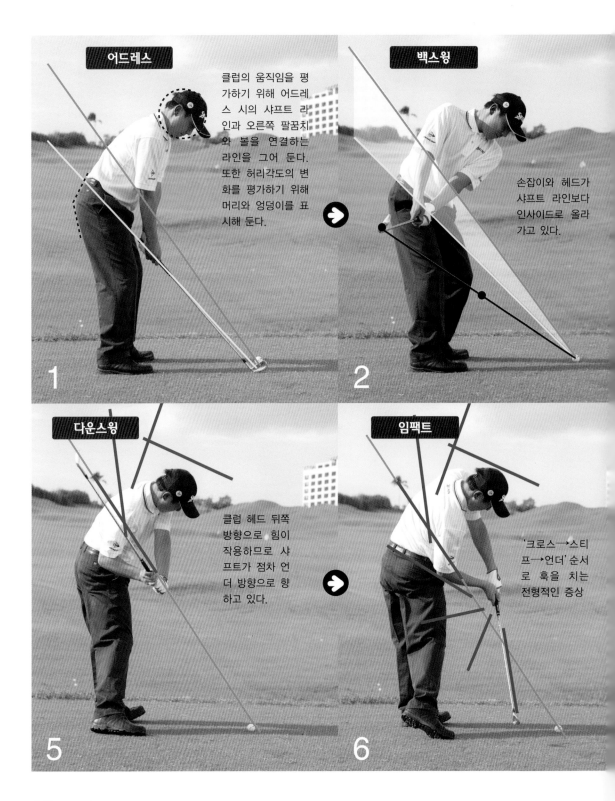

어드레스

클럽의 움직임을 평가하기 위해 어드레스 시의 샤프트 라인과 오른쪽 팔꿈치와 볼을 연결하는 라인을 그어 둔다. 또한 허리각도의 변화를 평가하기 위해 머리와 엉덩이를 표시해 둔다.

1

백스윙

손잡이와 헤드가 샤프트 라인보다 인사이드로 올라가고 있다.

2

다운스윙

클럽 헤드 뒤쪽 방향으로 힘이 작용하므로 샤프트가 점차 언더 방향으로 향하고 있다.

5

임팩트

'크로스→스티프→언더' 순서로 훅을 치는 전형적인 증상

6

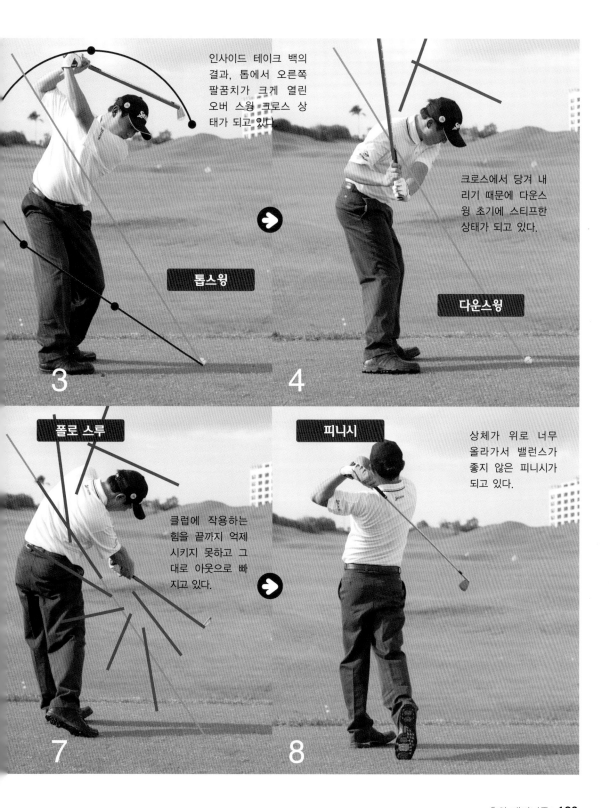

인사이드 테이크 백의 결과, 톱에서 오른쪽 팔꿈치가 크게 열린 오버 스윙 크로스 상태가 되고 있다

톱스윙

크로스에서 당겨 내리기 때문에 다운스윙 초기에 스티프한 상태가 되고 있다.

다운스윙

3

4

폴로 스루

피니시

상체가 위로 너무 올라가서 밸런스가 좋지 않은 피니시가 되고 있다.

클럽에 작용하는 힘을 끝까지 억제시키지 못하고 그대로 아웃으로 빠지고 있다.

7

8

슬라이스의 메커니즘

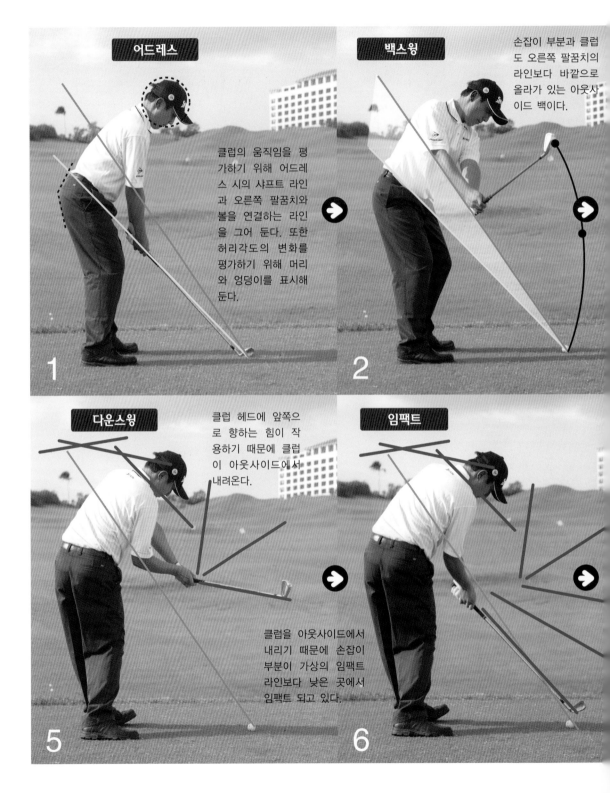

어드레스

클럽의 움직임을 평가하기 위해 어드레스 시의 샤프트 라인과 오른쪽 팔꿈치와 볼을 연결하는 라인을 그어 둔다. 또한 허리각도의 변화를 평가하기 위해 머리와 엉덩이를 표시해 둔다.

1

백스윙

손잡이 부분과 클럽도 오른쪽 팔꿈치의 라인보다 바깥으로 올라가 있는 아웃사이드 백이다.

2

다운스윙

클럽 헤드에 앞쪽으로 향하는 힘이 작용하기 때문에 클럽이 아웃사이드에서 내려온다.

5

임팩트

클럽을 아웃사이드에서 내리기 때문에 손잡이 부분이 가상의 임팩트 라인보다 낮은 곳에서 임팩트 되고 있다.

6

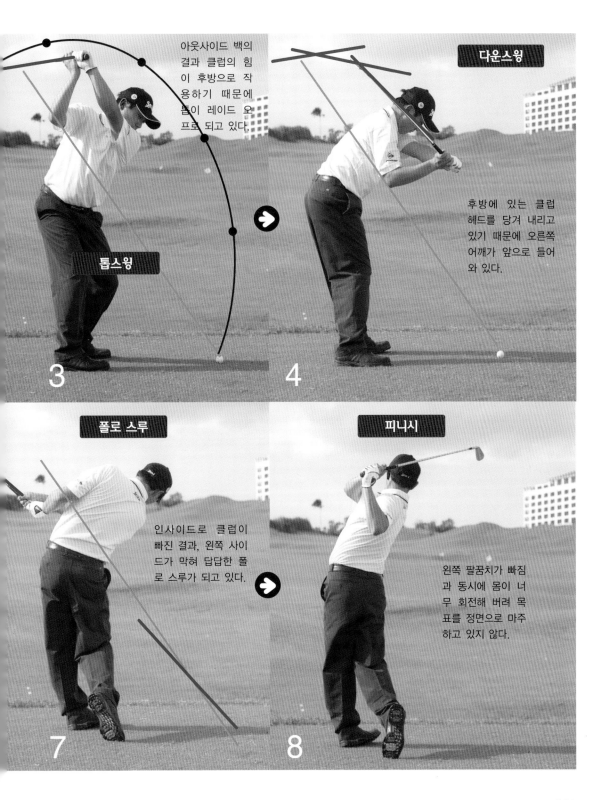

아웃사이드 백의 결과 클럽의 힘이 후방으로 작용하기 때문에 톱이 레이드 오프로 되고 있다.

톱스윙

3

다운스윙

후방에 있는 클럽 헤드를 당겨 내리고 있기 때문에 오른쪽 어깨가 앞으로 들어와 있다.

4

폴로 스루

인사이드로 클럽이 빠진 결과, 왼쪽 사이드가 막혀 답답한 폴로 스루가 되고 있다.

7

피니시

왼쪽 팔꿈치가 빠짐과 동시에 몸이 너무 회전해 버려 목표를 정면으로 마주하고 있지 않다.

8

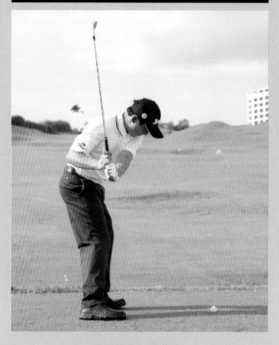

[스티프 다운]

임팩트 직전에 가상의 임팩트 라인보다 샤프트가 서
서 내려오는 상태를 말한다. 이것과 대조적으로 샤프
트가 누워서 내려오는 상태를 언더라고 한다.

제 6 장
상황에 따른 공략법

경사면에서의 샷을
스트레이트로 치려고 하면 어려워진다.
의식적으로 볼의 진행 방향을 구부려 불확실한 요소를
줄이는 것이 프로다운 대응방식이다.

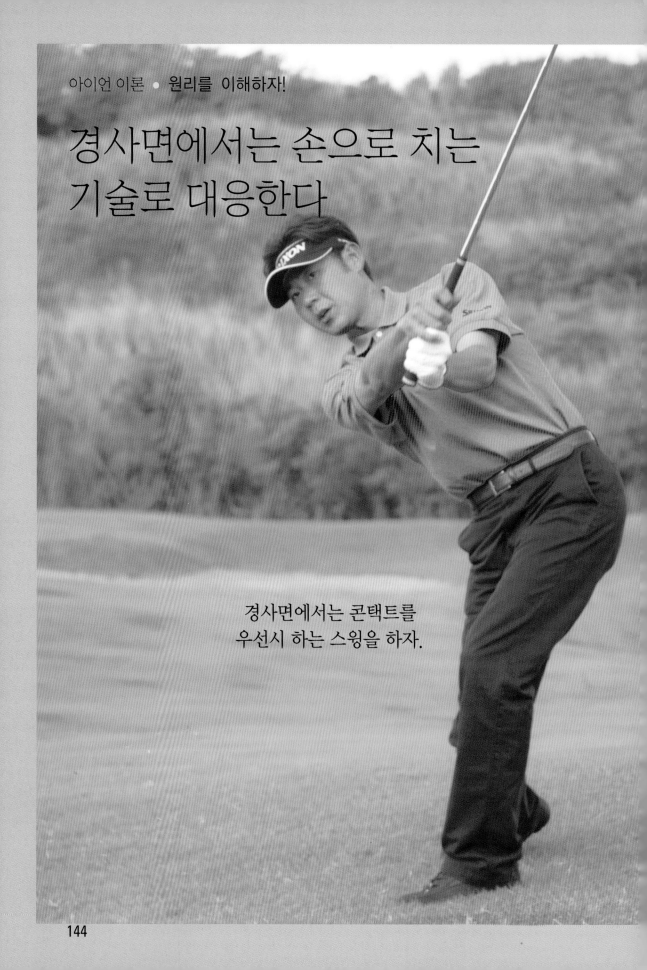

경사면에서는 손으로 치는 기술로 대응한다

경사면에서는 콘택트를
우선시 하는 스윙을 하자.

코스 위에는 티그라운드 이외에 평평한 라이가 없다고 해도 과언이 아니다. 그러므로 경사진 지면에서의 기술을 확실히 자신의 것으로 만들어 둘 필요가 있다.

가파른 경사면에서는 중심이동을 할 수 없는 상황이므로 하체를 안정시킨 상태에서 볼을 확실하게 콘택트시키는 콘택트 위주의 스윙이 요구된다. 이를 위해서는 중심이동을 사용하지 않고 손으로 치는 기술이 요구된다. 또한 경사에 따라 클럽의 실질 로프트가 바뀌므로 몇 번의 클럽을 선택할 것인가 하는 것도 중요하다.

경사면 샷 중에서 가장 어려운 것은 내리막 경사일 것이다. 아마추어라면 그 다음으로 왼발이 내려가는 옆 경사가 어렵겠지만 프로선수들은 왼발이 올라가는 옆 경사를 어렵게 느낀다. 왜냐하면 볼이 높이 떠버리기 때문이다. 프로선수들은 볼이 높이 솟아 컨트롤 할 수 없는 것을 싫어한다. 왼발이 올라가는 옆 경사면에서 낮은 볼을 치려면 로프트를 세워서 대지 않으면 안 되므로 헤드가 지면에 꽂혀버린다. 그러면 생각만큼 캐리를 내기가 힘들어진다. 반면에 왼발이 내려가는 옆 경사면에서는 헤드가 잘 빠지므로 프로선수에게는 간단하다.

오르막 경사와 왼발이 내려가는 옆 경사에서는 그 정도로 어렵지 않으므로 힘들어 하는 선수는 없다.

프로선수는 어떤 라이에서의 샷이든 불확실한 요소를 없애며 치는 방법을 선택한다. 예컨대 내리막 경사에서는 클럽의 넥이 지면에 걸릴 가능성이 있을 경우 일부러 컷으로 넣어 클럽 페이스가 턴할지도 모르는 불확실한 요소를 없앴다. 또한 볼이 올라가기 쉬운 왼발이 올라가는 옆 경사면에서는 낮은 볼을 쳐서 바람에 의한 영향을 피하는 것이다.

손으로 치는 트레이닝을 한다

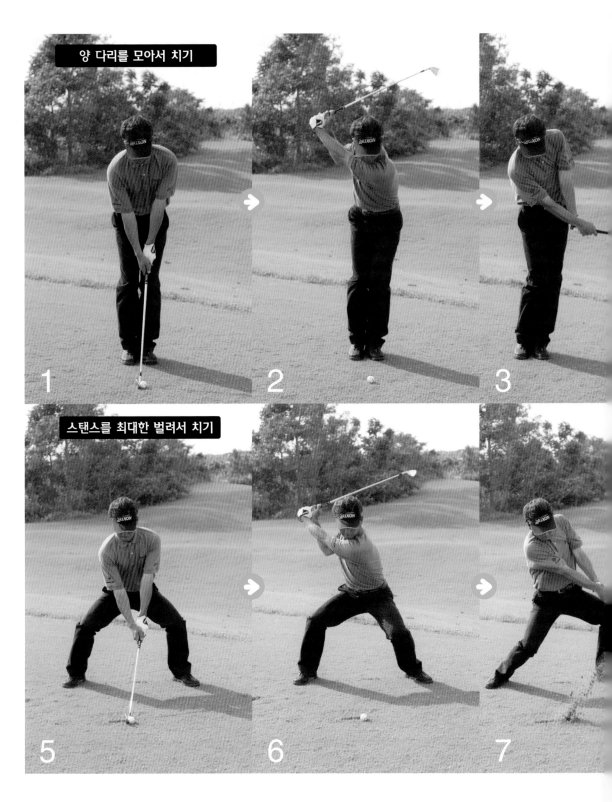

양 다리를 모아서 치기

1 → 2 → 3

스탠스를 최대한 벌려서 치기

5 → 6 → 7

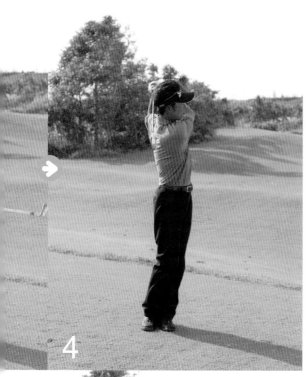

4

▶▶ 중심이동을 하지 않고 친다.

어떠한 상황이든지 라이가 나쁠 때에는 중심이동을 할 수 없으므로, 중심이동을 할 수 없는 상황에서 굿 샷을 할 수 있는 테크닉을 익혀둘 필요가 있다. 양 다리를 모아서 치는 연습은 이러한 능력을 기르기 위한 기본이 될 것이다.

다리를 모으고 있을 때 조금이라도 중심이동을 하려고 하면 비틀거리게 되므로 중심이동을 할 수 없다. 따라서 몸을 고정시키고 팔만을 휘둘러서 볼을 곧게 치는 연습을 한다.

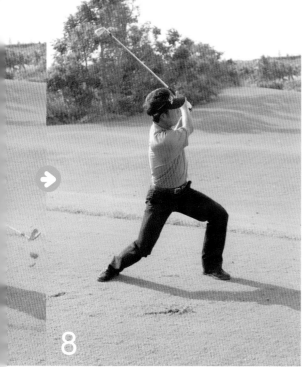

8

▶▶ 내리막 경사면에서는 몸의 중심을 낮추고 친다.

스탠스를 최대한 넓게 벌리고 치는 연습도 결국 팔만 휘둘러서 치는 트레이닝이다. 다리를 벌리고 중심을 낮추어 준비한 후 그 상태로 클럽을 끝까지 휘두른다. 이러한 자세에서 곧바로 칠 수 있게 되면 내리막 경사에서의 플레이가 어렵지는 않다.

클럽의 끝을 세우고 준비하므로 지면에 넥이 걸리기 쉽다. 임팩트에서 클럽을 페이스 턴시키지 않도록 주의한다.

발끝으로 서서 친다

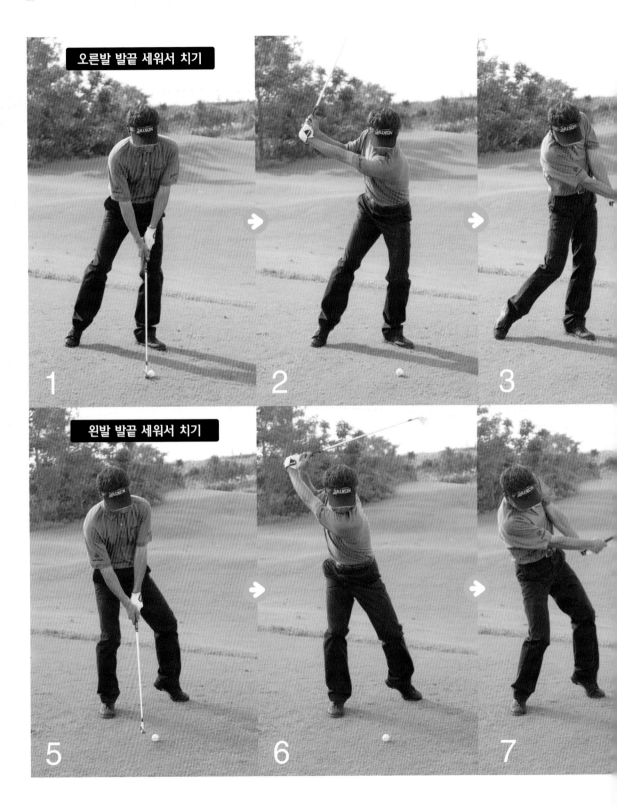

오른발 발끝 세워서 치기

1

2

3

왼발 발끝 세워서 치기

5

6

7

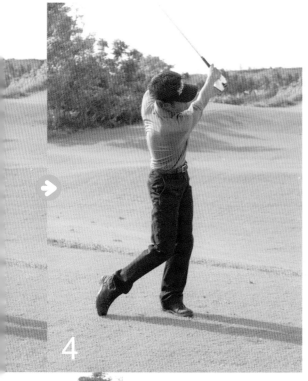

▶▶ 왼쪽 허벅지 위에서 턴한다.

무게를 왼쪽 축에 두어도 몸을 잘 사용할 수 있도록 하는 훈련이다. 평상시와 같이 어드레스 했으면 오른발 발끝을 세우고 무게를 거의 왼쪽다리에 둔다. 그리고 무게를 이동시키지 말고 왼쪽 허벅지 위에서 턴하여 볼을 친다. 이 연습은 왼발이 내려가는 옆 경사면에서의 대응능력을 좋게 만든다.

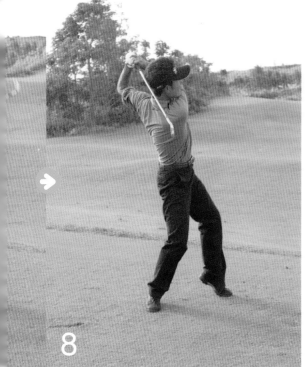

▶▶ 오른쪽 허벅지 위에서 턴한다.

왼발 발끝으로 서서 어드레스 하고, 무게를 오른쪽 축에 집중시킨 상태로 치는 훈련은 왼발이 올라가는 옆 경사면에 대한 대응력을 기르는 트레이닝이다. 오른쪽 허벅지에 중심을 놓고 턴하면 잘 칠 수 있을 것이다. 오른발 발끝으로 서는 경우도 마찬가지지만 중심을 고정한 채로 칠 수 있게 되면 경사면뿐만 아니라 좋지 않은 라이에 대한 대응력도 좋아진다.

한 발로 서서 칠 수 있게 되면 경사면에 대한 준비완료!

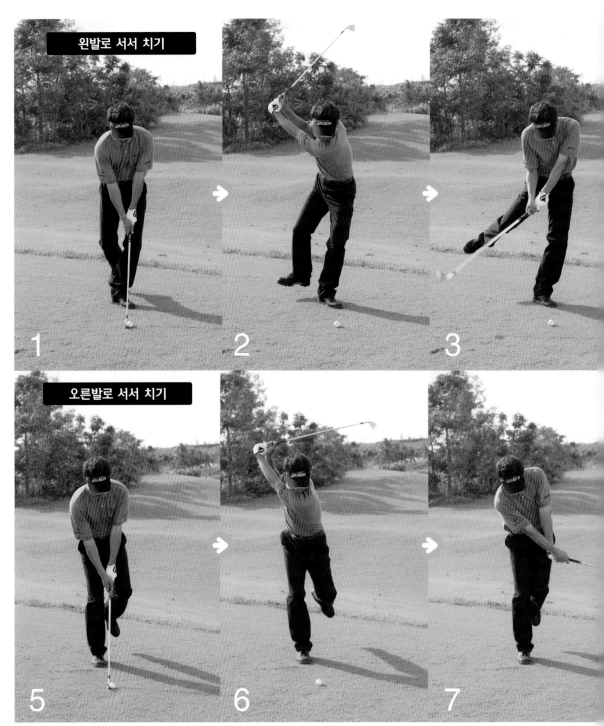

왼발로 서서 치기

1   2   3

오른발로 서서 치기

5   6   7

발끝으로 서서 치는 훈련을 보다 어렵게 한 것이 한 발로 서서 치는 연습이다. 실제로는 이렇게까지 어려운 훈련은 잘 안하지만 소개하도록 하겠다. 이 자세에서 칠 수 있게 되면 어떤 라이에서도 바디밸런스가 흐트러지는 일이 없을 것이다.

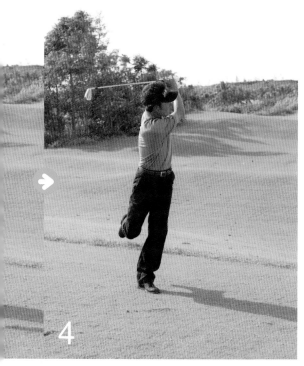

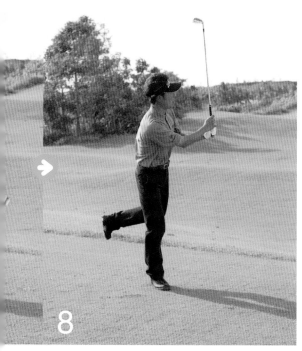

한 발을 받침대에 올려놓고 친다

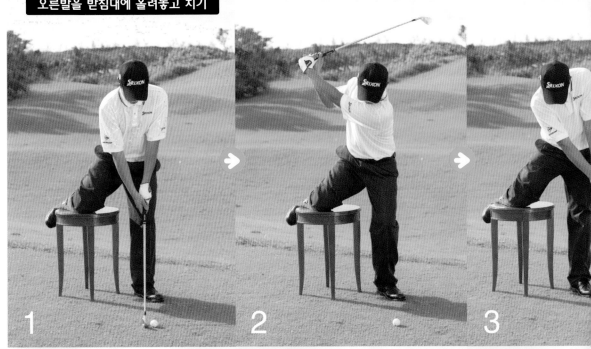

오른발을 받침대에 올려놓고 치기

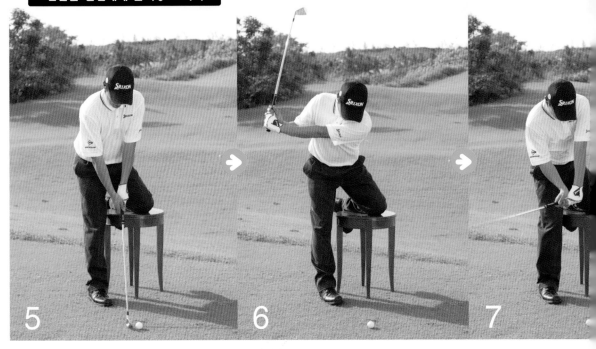

왼발을 받침대에 올려놓고 치기

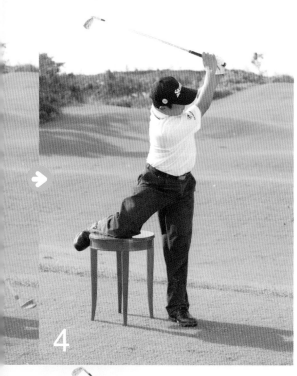

4

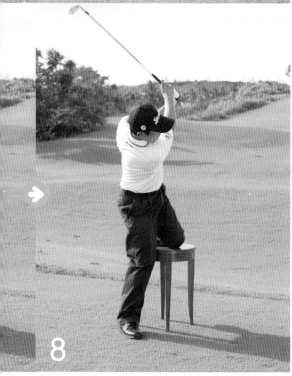

8

무릎정도 높이의 받침대에 한쪽 발을 올려 놓고 치면 한쪽 발로만 서서 치는 것에 비해 체중을 싣지 않은 다리가 방해되지 않아 치기 쉽다. 또한 이것은 현실적인 상황을 반영한 트레이닝이라 할 수 있다. 이 연습에 사용하는 받침대는 의자나 볼 상자를 이용하면 좋다.

내리막 경사에서는 앞뒤 운동에 주의한다

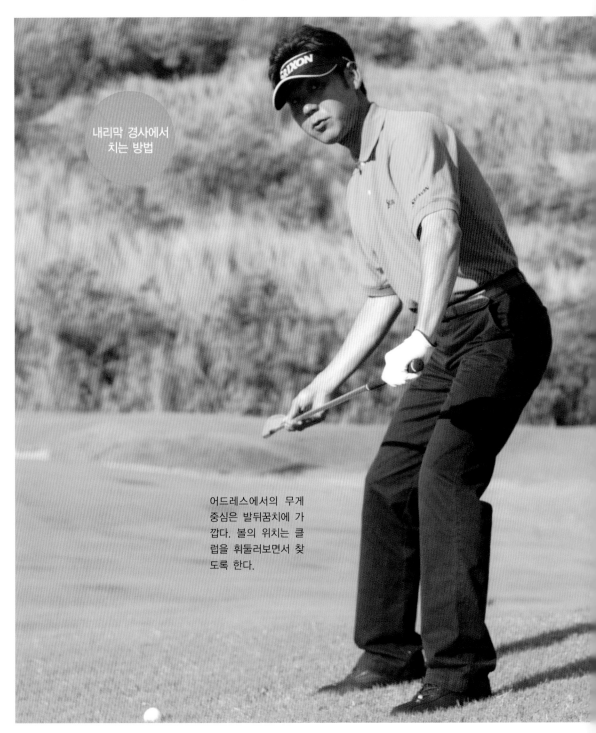

내리막 경사에서 치는 방법

어드레스에서의 무게 중심은 발뒤꿈치에 가깝다. 볼의 위치는 클럽을 휘둘러보면서 찾도록 한다.

▶▶ 하체를 낮추고 중심을 컨트롤한다.

경사면에서는 전반적으로 자신의 몸의 중심위치를 컨트롤하는 것이 어려워진다. 특히 내리막 경사에서는 앞뒤 중심 컨트롤이 매우 어려워진다.

중력에 의해서 몸이 앞으로 쏠리기 쉽다. 이를 막기 위해서 하체를 낮추고 확실하게 중심을 잡을 수 있는 포지션을 찾는다. 이때 무게는 발뒤꿈치 부근에 들어가도록 한다.

스윙에서 가장 중요한 포인트는 앞뒤로 움직임이 생기지 않는 것과 허리각도가 흐트러지지 않는 것이다. 원래 머리나 엉덩이가 휘청거리는 사람은 이러한 라이에 매우 취약하므로 중심을 낮추었을 때 머리와 엉덩이의 높이를 유지한다. 이 높이를 유지하지 못하고 높이가 흔들리게 되는 순간에, 볼이 맞지 않게 되는 것이다.

이외에 또 다른 문제는 클럽의 넥이다. 준비자세에서 몸과 가까운 쪽의 지면이 높기 때문에 넥이 걸리기 쉽다. 내리막 경사에서는 슬라이스가 나오기 쉽지만 넥이 경사면에 걸려 클럽 페이스가 턴하면 이와는 정반대의 실수가 나온다. 이 실수를 얼마나 막을 수 있느냐가 이 라이의 궁극적인 목표이기도 하다.

넥이 걸리지 않도록 주의하자.

넥이 지면에 걸리지 않도록 한다.

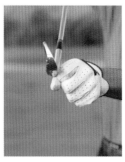

▶▶ 자신이 서 있는 쪽의 지면이 더 높기 때문에 클럽의 넥이 걸려 클럽 페이스가 턴하기 쉽다.

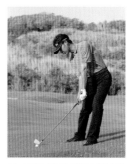

▶▶ 임팩트에서 클럽 페이스가 턴하지 않도록 견뎌본다.

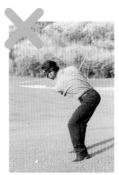

▶▶ 중력이 앞쪽으로 걸려 몸이 쏠리기 쉬우므로 주의한다.

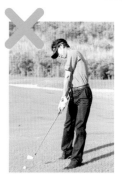

▶▶ 쏠린 반동으로 뻗어 올라가게 되는 경우도 있다.

내리막 경사면의 셋업(슬라이스로 겨누는 경우)

스탠스 방향	왼쪽
무게 분배	균등하게
볼의 위치	상황에 따라 (띄우는 경우는 왼쪽, 띄우지 않는 경우는 오른쪽)
클럽의 페이스 방향	목표 지점
스윙 방향	얼라이먼트 대로
볼의 비행 방향	슬라이스 계통

중심을 낮추고 페이스가 턴하지 않도록 친다

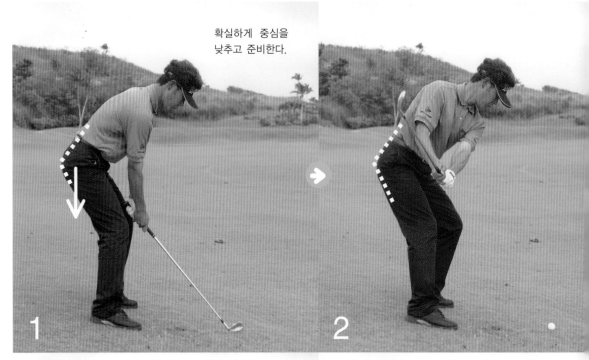

확실하게 중심을
낮추고 준비한다.

1   **2**

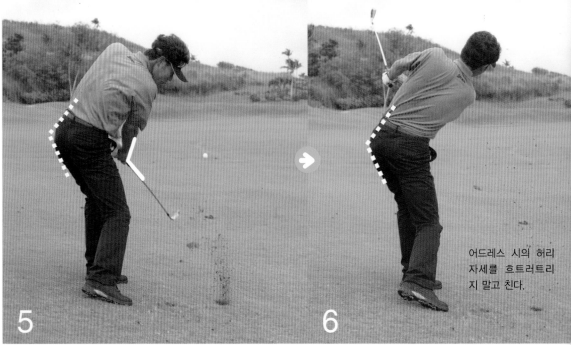

5   **6**

어드레스 시의 허리
자세를 흐트러트리
지 말고 친다.

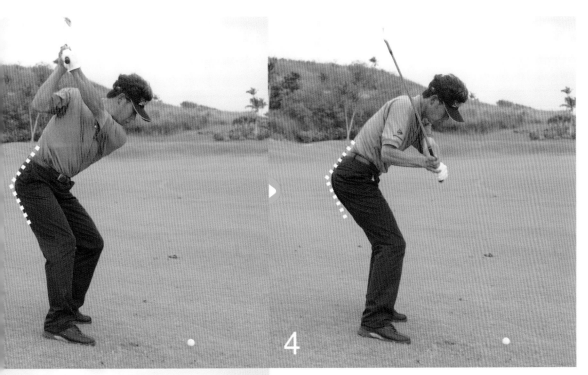

4

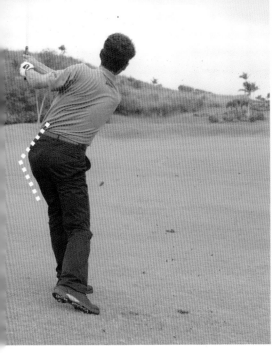

중심을 낮추고 준비하였다면 허리자세를 흐트러트리지 않으면서 휘두르는 것이 최대의 포인트이다. 자신이 서 있는 쪽의 지면이 높아 넥이 걸려 페이스 턴을 해버리면 지면에 걸리게 되므로 손과 샤프트 각도를 유지하는 것에 주의하도록 한다.

의도적으로 훅을 건다

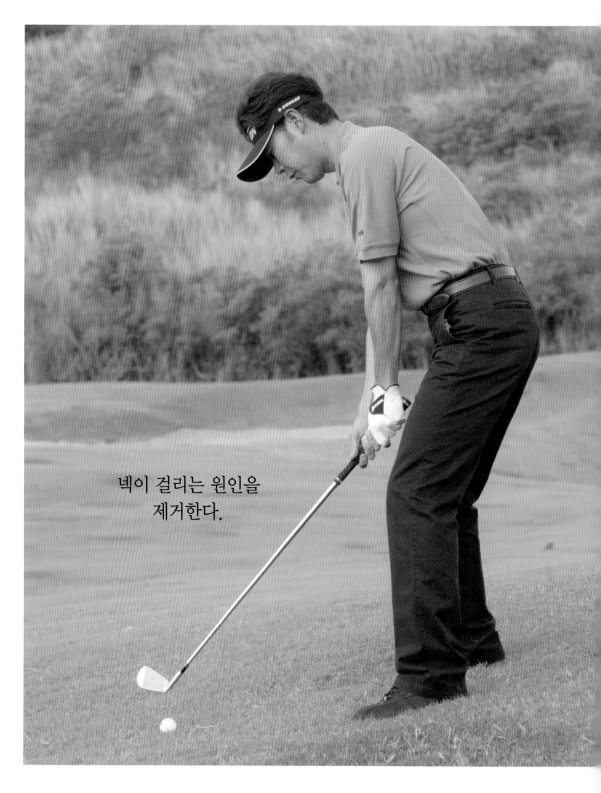

넥이 걸리는 원인을
제거한다.

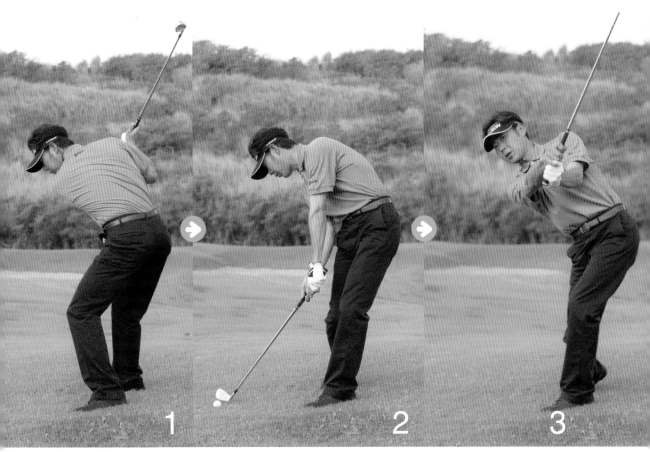

▶▶ 클럽 페이스를 의식적으로 턴시켜 훅을 치면 넥이 걸릴 리스크가 줄어든다.

▶▶ 오른쪽을 향하여 준비하고 스탠스의 방향대로 스윙한다.

경사면에 넥이 걸려서 클럽 페이스가 턴할 경우에는 리스크를 줄이기 위해 일부러 훅으로 노리는 방법이 있다.

이를 위해서는 목표 지점의 오른쪽을 향해 준비하고 클럽 페이스는 목표 지점으로 세팅한다. 이 어드레스에서 스탠스 방향대로 스윙하면 훅이 걸린다.

내리막 경사면의 셋업(훅을 겨누는 경우)	
스탠스 방향	오른쪽
무게 분배	균등하게
볼의 위치	상황에 따라 (띄우는 경우는 왼쪽, 띄우지 않는 경우는 오른쪽)
클럽의 페이스 방향	목표 지점
스윙 방향	얼라이먼트 대로
볼의 비행 방향	훅 계통

작은 스윙으로 훅을 건다

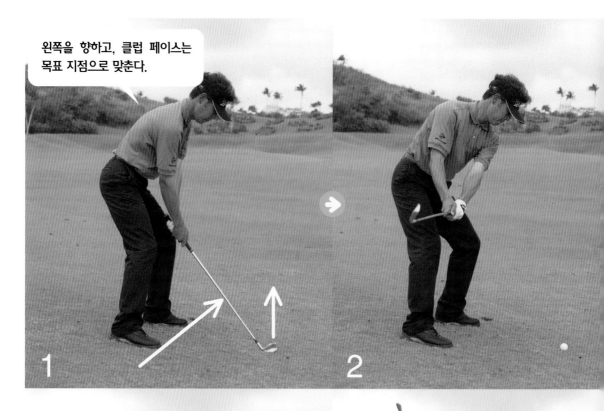

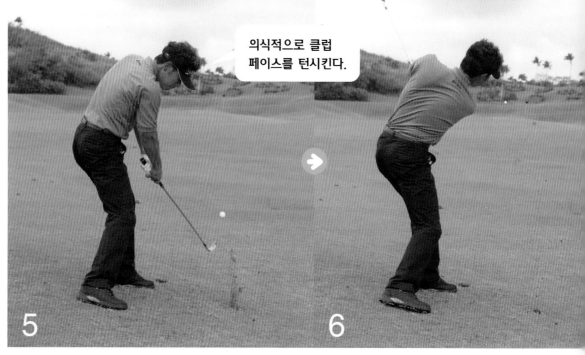

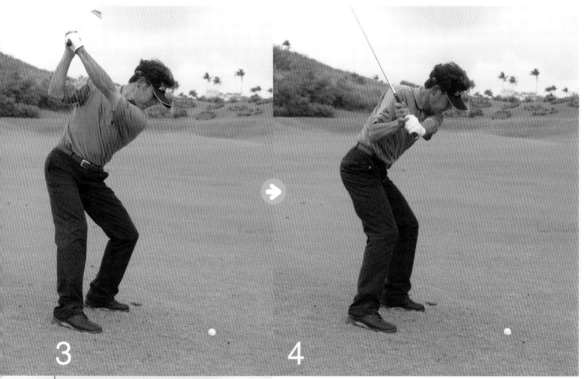

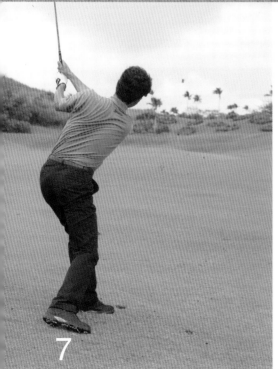

클로즈드 스탠스를 하고 훅을 걸지만 경사
면과 상쇄되므로 실제 탄도는 평평한 라이에
서 훅을 걸때만큼 구부러지지 않는다.

그러므로 겨냥은 핀 방향이나 조금 오른쪽
정도로 잡으면 좋다. 경사면의 샷 가운데에
가장 불안정한 자세이므로 너무 휘두르지 말
고 콤팩트한 스윙으로 치도록 한다.

왼발이 내려가는 옆 경사에서는 결정타를 친다

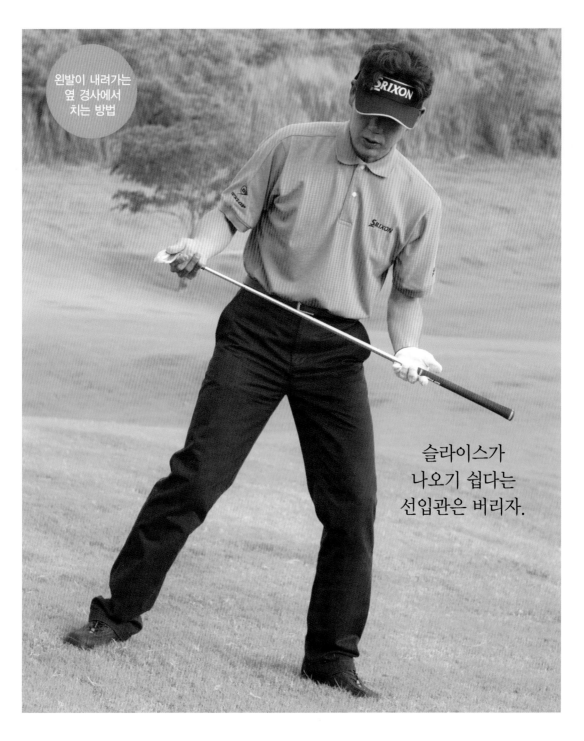

왼발이 내려가는 옆 경사에서 치는 방법

슬라이스가 나오기 쉽다는 선입관은 버리자.

▶▶ 스탠스를 열고 어드레스에서 컷 궤도로 친다.

일반적으로 왼발이 내려가는 경사에서는 슬라이스가 나오기 쉽다고 생각하지만 생각만큼 슬라이스가 나오지는 않는다. 프로수준으로 이 라이를 잘하는 선수는 드로우로 굴리기도 한다. 이러한 프로만의 기술도 다양성의 하나로 생각해 두자.

여기에서는 두 가지로 치는 방법을 소개하고자 한다. 한 가지는 슬라이스로 공략하는 방법이다. 이를 위해서는 먼저 슬라이스가 나오기 쉽다는 선입관을 버리는 것이 필요하다.

왼발이 내려가는 옆 경사에서는 볼이 반대 방향으로 굴러가는 훅이 나오는 경우도 있다. 이러한 경우는 매우 위험하므로 처음부터 슬라이스로 공략하기로 정해둔다.

이를 위해서는 스탠스의 얼라이먼트를 목표 지점보다도 조금 열고, 클럽 페이스면을 목표 방향으로 세팅한다. 이 어드레스에서 얼라이먼트 대로 스윙한다.

처음부터 페이드에 대한 의식을 가지고 있으면 넥이 지면에 닿아 페이스가 회전에 걸려도 잘 견딜 수 있다. 볼이 반대 방향으로 굴러 나오는 것을 방지하는 것이 큰 장점이다.

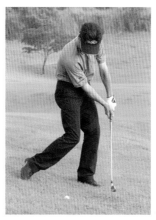

▶▶ 클럽 페이스를 턴시키지 말고 경사면의 모양대로 헤드를 낮게 내민다.

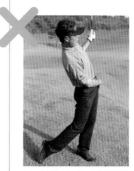

▶▶ 볼을 들어 올리려고 하면 실수가 나온다.

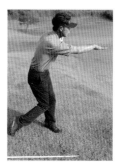

▶▶ 시선을 들지 말고 경사를 따라 끝까지 휘두른다.

왼발이 내려가는 옆 경사의 셋업
(슬라이스로 겨누는 경우)

스탠스 방향	왼쪽
무게 분배	왼쪽
볼의 위치	상황에 따라 (띄우는 경우는 왼쪽, 띄우지 않는 경우는 오른쪽)
클럽의 페이스 방향	목표 지점
스윙 방향	얼라이먼트 대로
볼의 비행 방향	슬라이스 계통

시선을 들지 말고 폴로를 낮게 보낸다

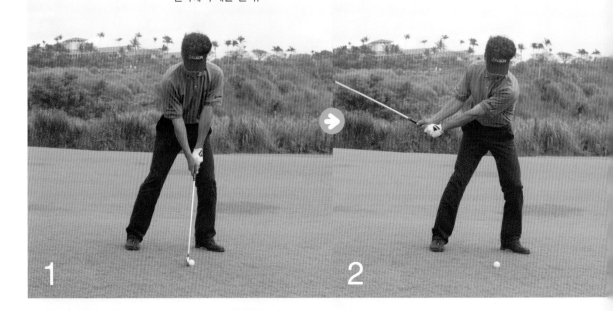

왼쪽에 무게를 둔다.

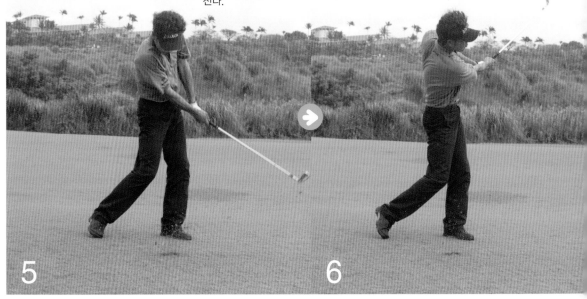

클럽 페이스를
턴시키지 말고
친다.

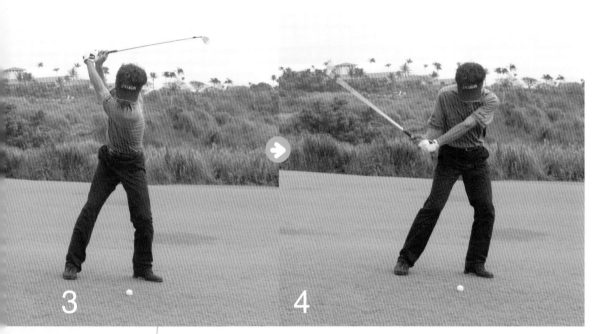

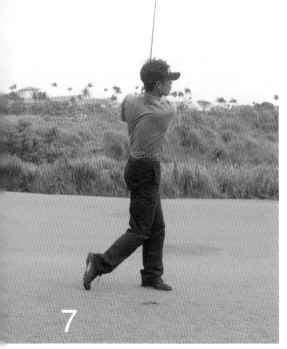

왼발이 내려가는 옆 경사의 라이에서는 시선을 사용하는 방법이 포인트이다. 시선을 들지 않으면 폴로가 낮게 나오고, 일직선으로 날아가는 낮은 볼을 칠 수 있다.

왼쪽 다리로만 중심을 잡고 친다

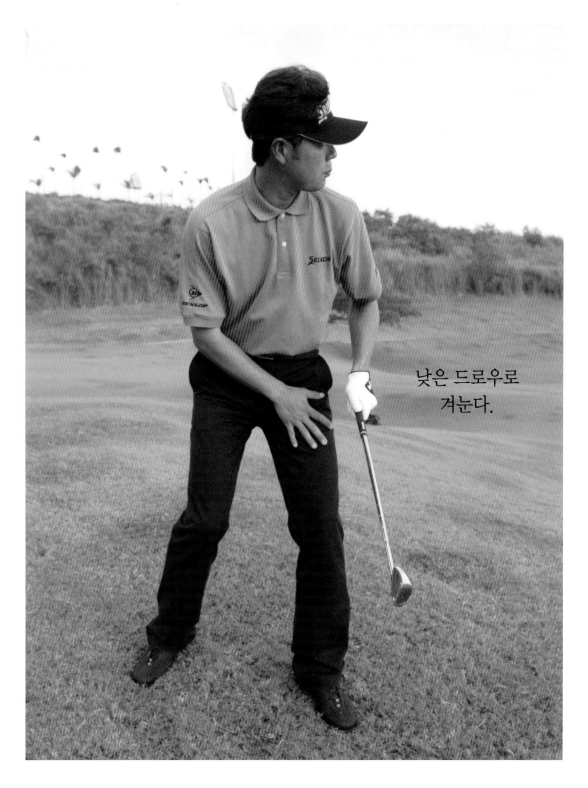

낮은 드로우로
겨눈다.

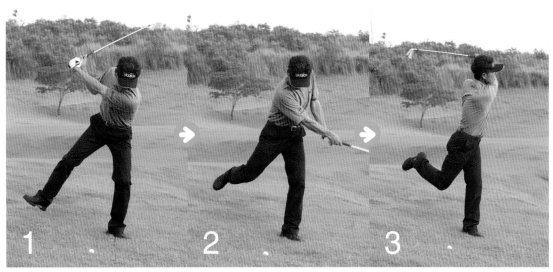

▶▶ 왼발이 내려가는 옆 경사에서 드로우를 걸 때는 왼쪽 다리로만 서서 치는 테크닉을 사용한다.

▶▶ 클로즈드 스탠스로 준비하고 경사를 따라 헤드를 미끄러트린다.

라이가 좋으면 낮은 드로우로 겨누는 선택을 할 수 있다.

이를 위해서는 클로즈드 스탠스로 준비한다. 그리고 클럽 페이스면은 목표 방향으로 세팅한다. 이 셋업에서 헤드를 경사대로 미끄러트리면 낮은 드로우가 나온다. 이렇게 하면 빠르고 라인이 깨끗한 볼을 만들 수 있다. 게다가 넥의 회전에 신경 쓰지 않아도 된다.

컷의 느낌이면 경사면에 넥이 닿아 페이스가 회전하는 경우가 있지만 경사면에 따라서 미끄러트리면 넥이 걸리지 않는다.

이와 같이 왼발이 내려가는 경사에서는 곧게 겨누는 방법은 피한다.

왼발이 내려가는 옆 경사의 셋업
(낮은 드로우로 겨누는 경우)

스탠스 방향	오른쪽
무게 분배	왼쪽
볼의 위치	상황에 따라 (띄우는 경우는 왼쪽, 띄우지 않는 경우는 오른쪽)
클럽의 페이스 방향	목표 지점
스윙 방향	얼라이먼트 대로
볼의 비행 방향	낮은 드로우

헤드를 경사면으로 미끄러트리며 뺀다

클로즈드 스탠스로 준비하고
무게는 왼쪽에 모아 둔다.

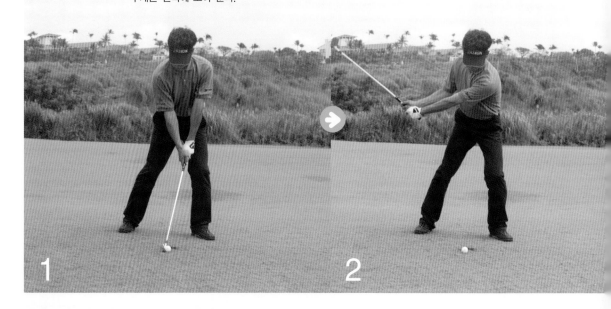

상체를 일으키지 않고 치면
볼이 낮게 날아간다.

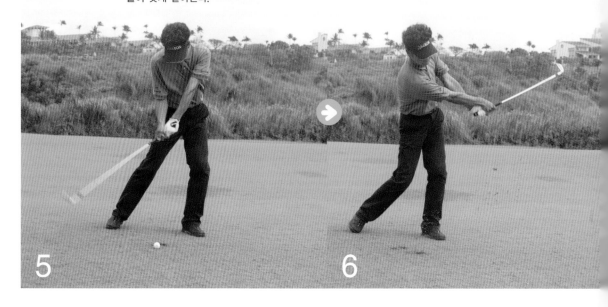

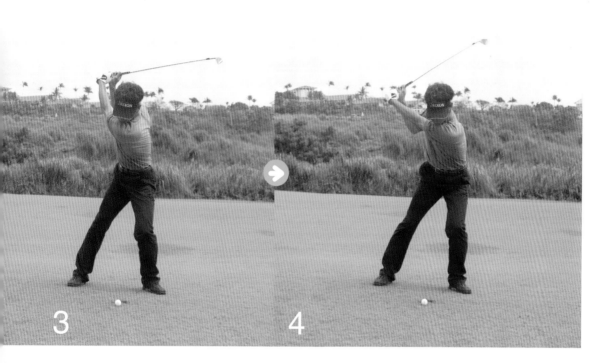

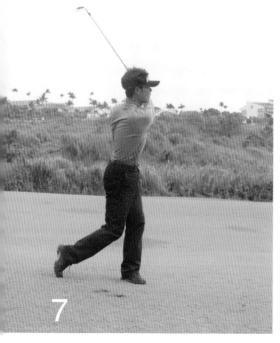

프로선수는 왼발이 내려가는 옆 경사에서 훅을 걸어 치기도 하지만 이렇게 치는 방법은 고도의 테크닉이 필요하다. 볼을 멈출 수는 없지만 볼의 라인을 깨끗하게 만들 수 있으므로 확실하게 포지션을 하고 파를 하고자 하는 경우에 효과적이다.

오르막 경사에서는 옆으로 치는 것이 기본이다

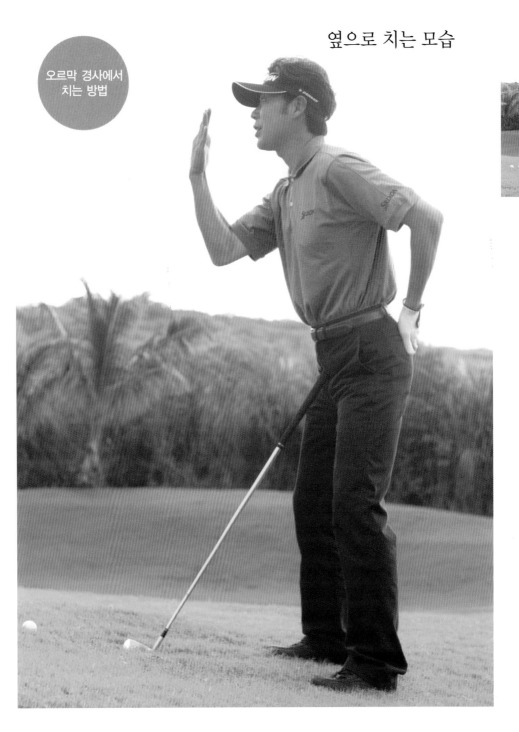

옆으로 치는 모습

오르막 경사에서
치는 방법

오르막 경사에서 치는 방법

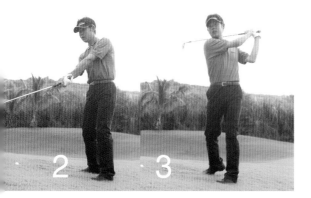

▶▶ 목표 지점의 오른쪽을 향하고
그대로 휘두른다.

이 라이는 치는 것은 간단하지만 친 결과가 가장 좋지 않은 라이이기도 하다. 왜냐하면 오르막인 지면에 대해서 준비하는 것이므로 라이각도가 업라이트되기 때문이다. 이때 클럽 페이스면은 왼쪽을 향하는 경향이 있지만 일반적인 라이와는 궤도가 약간 차이가 나고 클럽 페이스면이 어긋나기 때문에 구부러지는 폭을 예측하기 어렵다.

이 때문에 오르막 경사에서의 쇼트 아이언은 프로선수들조차도 핀에 가져가는 데 가장 어려운 샷이다. 간단하지만 핀에 붙이기가 어렵다.

이 라이에서 치는 가장 기본적인 방법은 목표 지점의 오른쪽을 향해 그대로 휘두르는 것이다. 클럽을 세우는 기분으로 어드레스하고

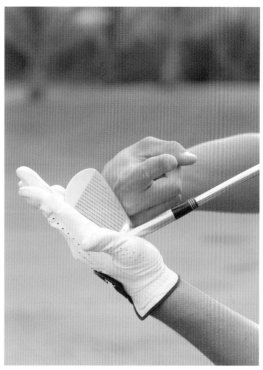

▶▶ 오르막 경사에서 클럽을 세팅하면 클럽 페이스는 왼쪽을 향한다. 쇼트 아이언이 될수록 이러한 경향이 강해진다.

허리각도에 신경 쓰지 말고 클럽을 야구방망이 휘두르듯이 옆에서 끝까지 휘두른다.

오르막 경사의 셋업(훅을 겨누는 경우)

스탠스 방향	오른쪽
무게 분배	균등
볼의 위치	상황에 따라
클럽의 페이스 방향	얼라이먼트 대로
스윙 방향	얼라이먼트 대로
볼의 비행 방향	훅 계통(멈추지 않음)

클럽을 짧게 잡고 옆으로 휘두른다

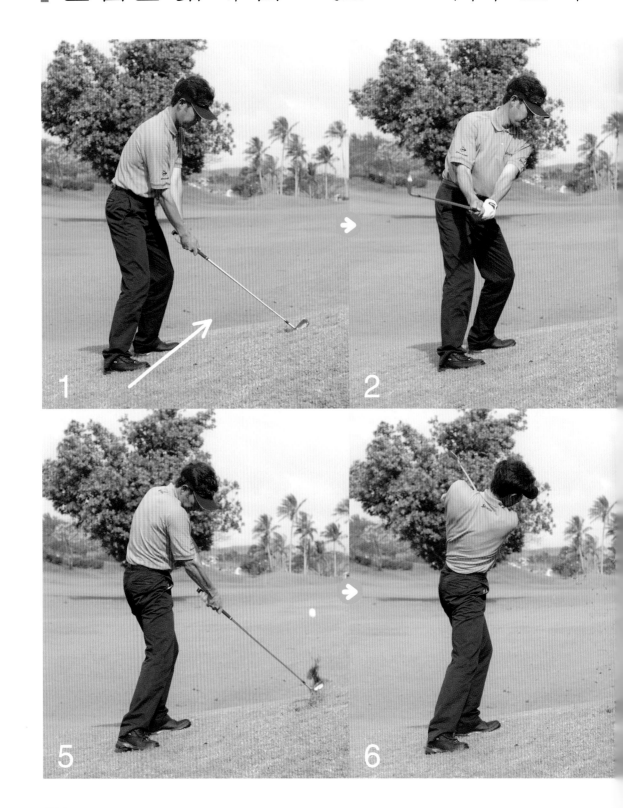

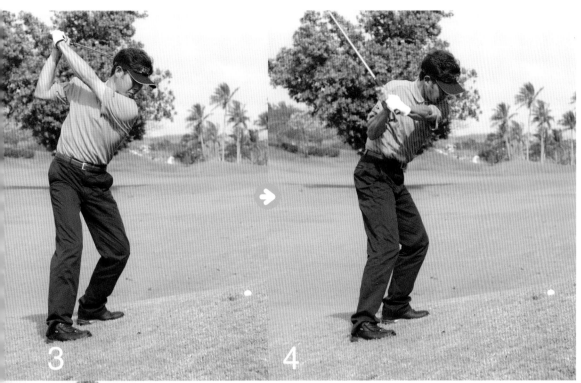

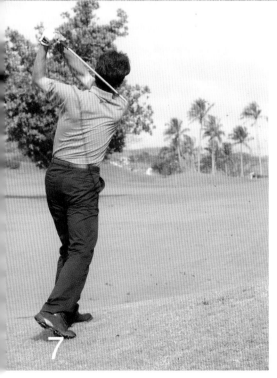

오르막 경사에서 가장 단순하게 치는 방법은 클럽을 짧게 쥐고 끝까지 휘두르는 것이다. 클럽 헤드가 업라이트되어 있는 만큼 왼쪽으로 날아가므로 목표 지점의 오른쪽을 향해 스탠스를 잡고 옆으로 휘두르는 느낌으로 스윙을 한다.

컷하는 느낌으로 친다

경사면과 궤도를
상쇄시켜서
스트레이트로 친다.

치는 방법 중에서
경험이 가장 필요
한 방법이다.

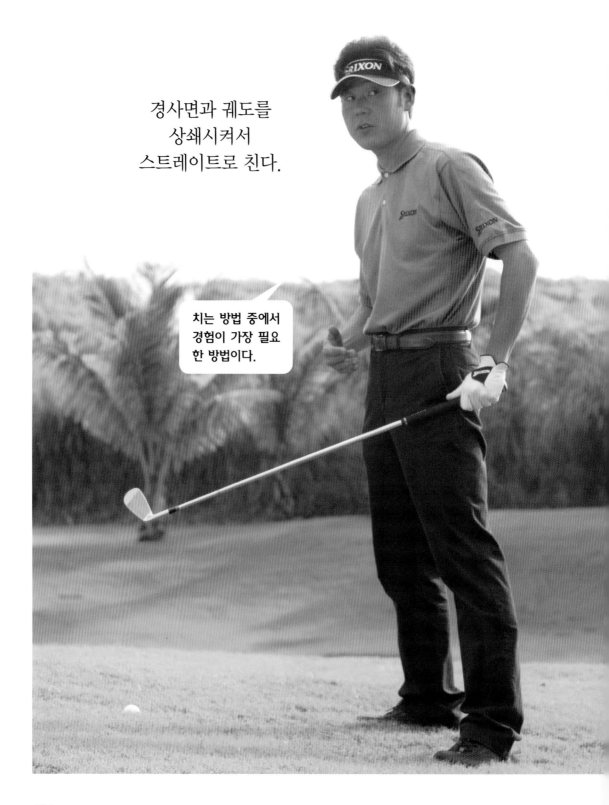

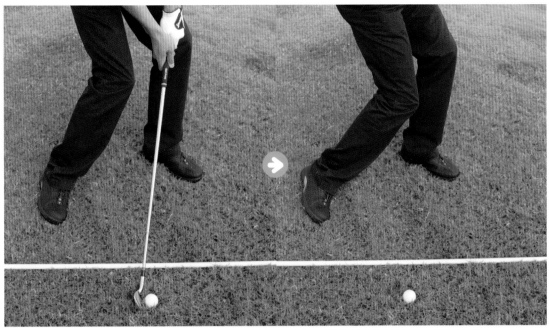

▶▶ 경사면의 영향을 받아 나오는 훅과 컷으로 쳐서 만들어지는 슬라이스 경향을 상쇄시키면서 스트레이트로 친다.

▶▶ 경사가 심한 경우에 쇼트 아이언으로 드로우 계통의 볼을 치고
경사가 완만한 경우에는 롱 아이언으로
페이드 계통의 볼을 친다.

오르막 경사에서 슬라이스를 하는 느낌으로 치는 경우도 있다. 이 경우 스탠스의 얼라이먼트는 핀 또는 약간 왼쪽으로 향하고 클럽 페이스를 열어 둔다. 벙커샷에 가까운 자세이다. 이 셋업에서 경사에 대해 컷으로 들어가 자신의 감각으로는 슬라이스, 실제 탄도는 드로우를 친다.

이것은 경사면의 영향을 받아 나오는 훅과 컷 궤도의 슬라이스 경향이 서로 상쇄되어 스트레이트로 치는 기술이다.

로프트가 선 롱 아이언에서는 실제로 슬라이스를 치는 것도 가능하지만 쇼트 아이언에

서는 드로우가 걸리기 쉬워진다.

오르막 경사의 셋업(슬라이스 느낌으로 치는 경우)

스탠스 방향	경사면이 심한쪽
무게 분배	균등
볼의 위치	상황에 따라 (띄우는 경우는 왼쪽, 띄우지 않는 경우는 오른쪽)
클럽의 페이스 방향	오픈 오른쪽
스윙 방향	얼라이먼트 대로
볼의 비행 방향	상황에 따라

목표는 목표 지점이나 목표 지점의 조금 오른쪽으로 잡는다

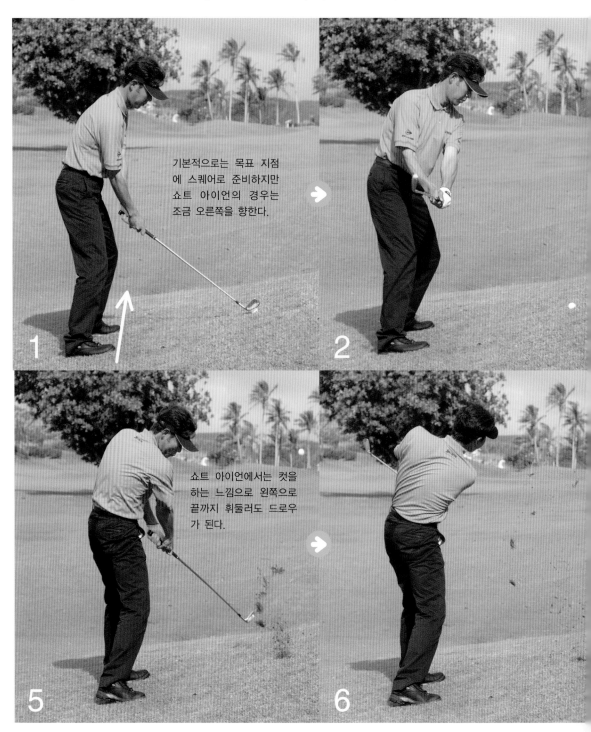

기본적으로는 목표 지점에 스퀘어로 준비하지만 쇼트 아이언의 경우는 조금 오른쪽을 향한다.

쇼트 아이언에서는 컷을 하는 느낌으로 왼쪽으로 끝까지 휘둘러도 드로우가 된다.

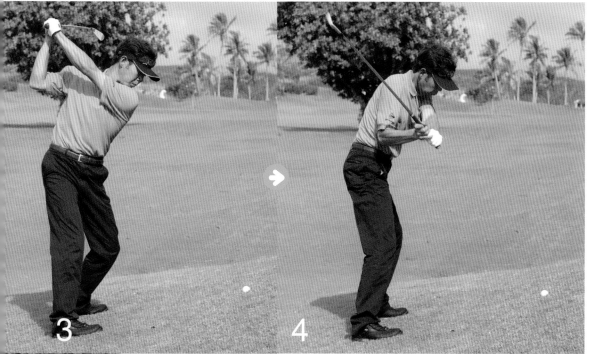

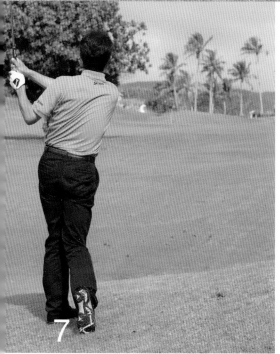

　오르막 경사에서 컷을 하는 느낌으로 치는 방법은 스트레이트 느낌으로 칠 수 있으므로 비교적 핀을 노리기 쉽다. 로프트가 없는 쇼트 아이언에서는 컷으로 치더라도 훅이 들어가므로 이 경우에는 오른쪽으로 목표를 잡을 필요가 있다.

오른쪽 사이드에 무게를 실어 친다

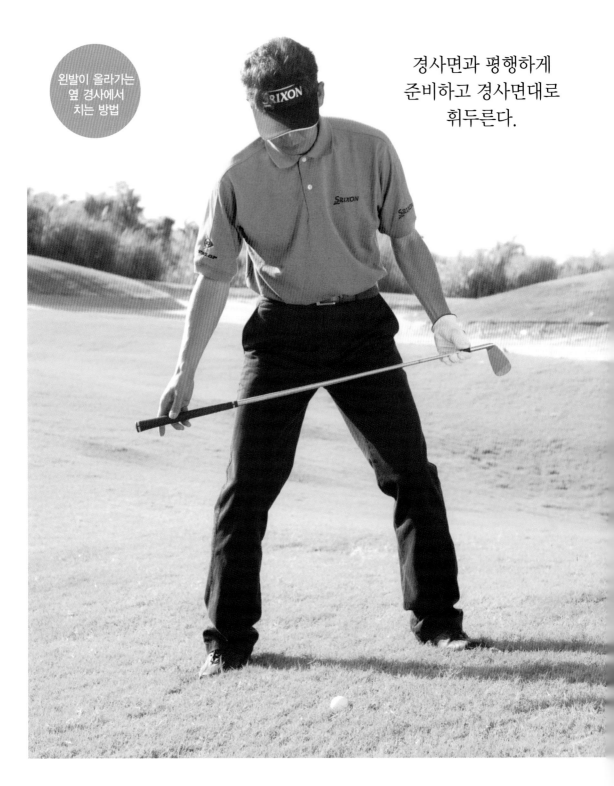

왼발이 올라가는
옆 경사에서
치는 방법

경사면과 평행하게
준비하고 경사면대로
휘두른다.

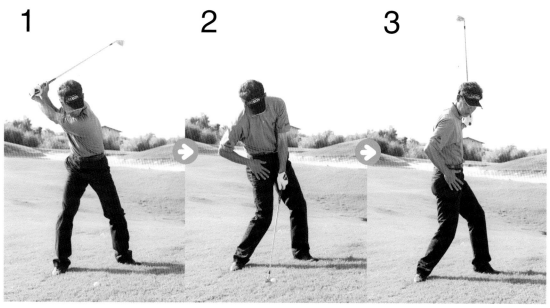

▶▶ 어드레스에서 오른쪽에 모은 무게를 왼쪽으로 이동시키지 말고 오른쪽 허벅지를 축으로 회전하여 친다.

▶▶ 경사면과 평행하게 준비하여 경사면에 대해서 곧게 스윙한다.

왼발이 올라가는 옆 경사에서 치는 방법에 대해서는 의견들이 분분하다.

가장 간단한 것은 경사면과 평행하게 준비하여 경사면을 따라서 곧게 스윙하는 것이다.

이 경우 어드레스에서 무게를 오른쪽에 둔다. 그대로 백스윙을 하면서 무게를 이동시키지 말고 오른쪽 허벅지를 축으로 턴을 하고 끝까지 친다.

가장 쉽게 치는 방법이지만 오른쪽에 무게가 너무 남아있으면 손이 돌아와 훅이 될 가능성이 있으므로 의식적으로 컷으로 들어가 페이드를 치는 편이 안전하다.

왼발이 올라가는 옆 경사의 셋업
(페이드로 겨누는 경우)

스탠스 방향	왼쪽
무게 분배	오른쪽
볼의 위치	상황에 따라 (띄우는 경우는 왼쪽, 띄우지 않는 경우는 오른쪽)
클럽의 페이스 방향	목표 지점
스윙 방향	얼라인먼트 대로
볼의 비행 방향	스트레이트 또는 페이드 계통

무리하게 피니시를 하지 않는다

경사면에 역행하지 않도록 평행하게 서면
자연스럽게 오른발에 무게가 실린다.

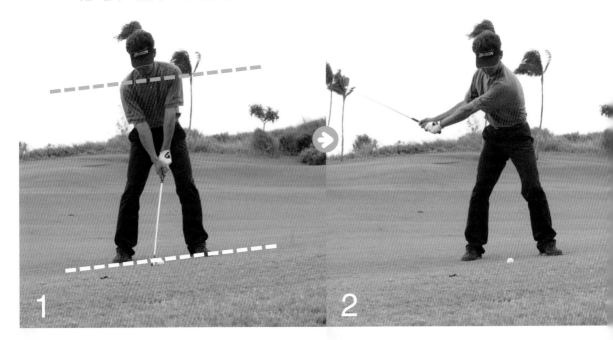

오른발을 축으로 회전하지만 무게를
너무 실으면 훅이 되므로 주의한다.

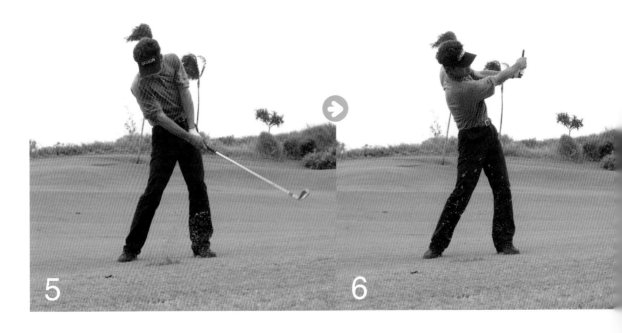

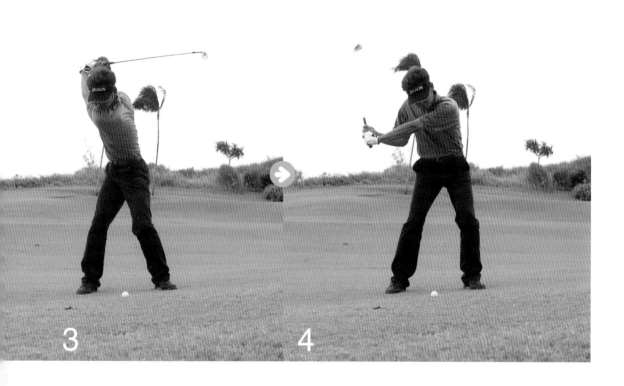

피니시는 콤팩트한
것이 좋다.

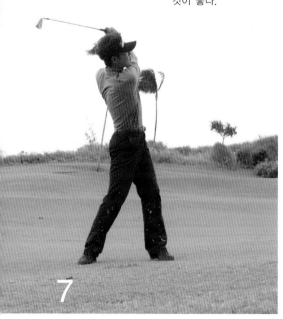

경사면과 평행하게 서서 휘두르는 것이 이 테
크닉의 최대 포인트이다. 주의해야 할 것은 경사
진 정도만큼 볼이 올라가기 쉬우므로 일부러 올
리려고 하지 않는다. 이를 위해서는 무리하게 피
니시를 하려고 하지 않는다. 오른쪽 허벅지를 축
으로 회전한다는 단순한 느낌을 가지고 친다.

스핀 양을 억제한다

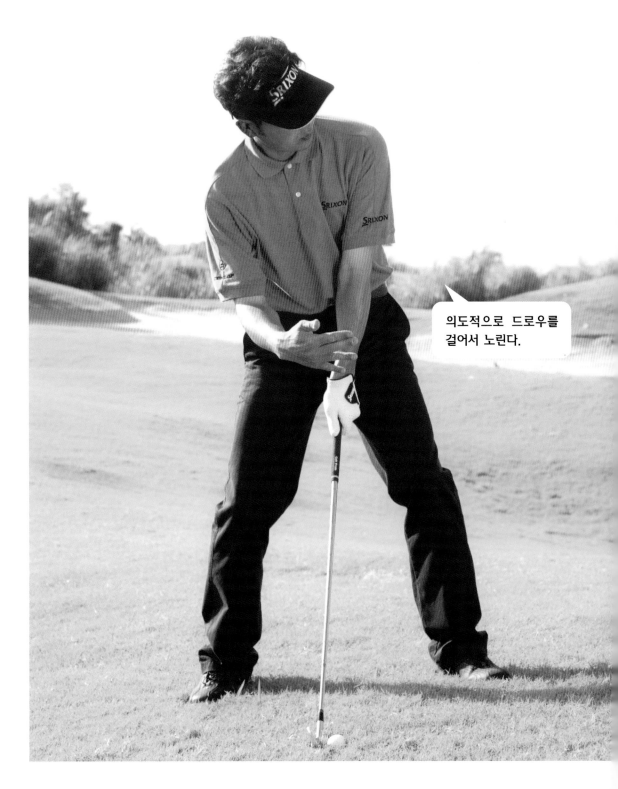

의도적으로 드로우를 걸어서 노린다.

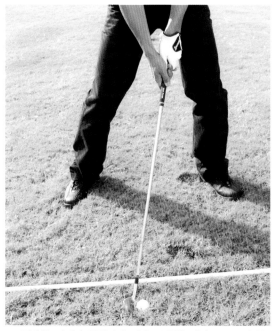

▶▶ 평평한 라이와 동일하게 좌우 균등한 밸런스로 준비하는 것이 기본이다.

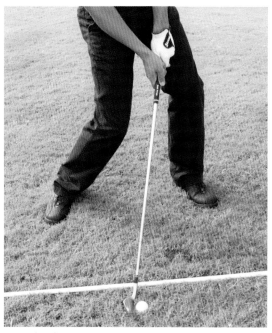

▶▶ 스탠스대로 끝까지 치면 볼에는 훅이 걸린다.

▶▶ 솟아오르는 것을 방지하고 넥에 걸리는 것을 경계하여 친다.

프로선수가 왼발이 올라가는 옆 경사에서 칠 때는 훅이 걸리는 경우가 많다. 오른쪽을 향해서 스탠스를 잡고, 무게는 좌우 균등하게 하여 준비한다. 클럽 페이스면은 목표를 향하여 세팅하고 인사이드에 넣어서 의도적으로 오른쪽에서 드로우를 친다.

이렇게 하면 스핀이 너무 들어가지 않으므로 바람의 영향도 없으며 넥에 걸리지도 않으므로 불확실한 요소를 줄일 수 있다.

왼발이 올라가는 옆 경사의 셋업
(드로우로 겨누는 경우)

스탠스 방향	오른쪽
무게 분배	균등
볼의 위치	상황에 따라 (띄우는 경우는 왼쪽, 띄우지 않는 경우는 오른쪽)
클럽의 페이스 방향	목표 지점
스윙 방향	얼라이먼트 대로
볼의 비행 방향	드로우 계통

경사면과 평행하게 준비하여 낮은 드로우를 친다

왼쪽에 무게를 두는 느낌으로 어드레스를 하면 무게가 거의 균등하게 실린다.

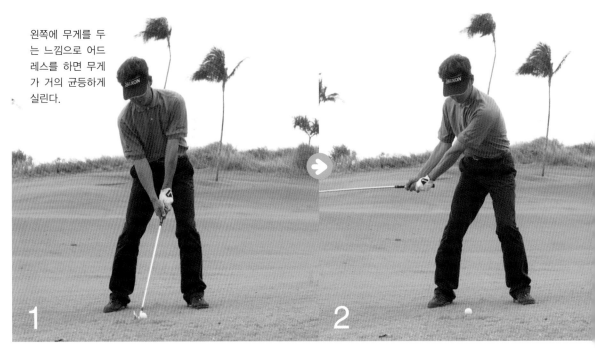

헤드를 아웃으로 빼면서 보내면 지면에 꽂히지 않는다.

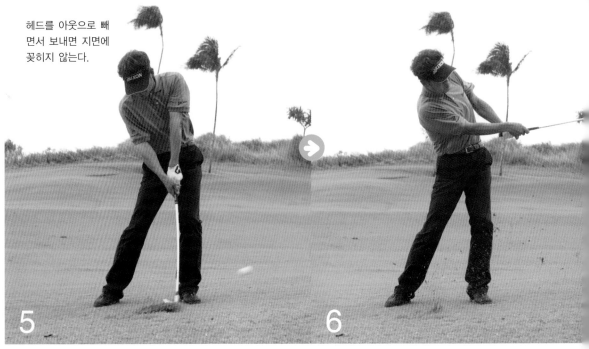

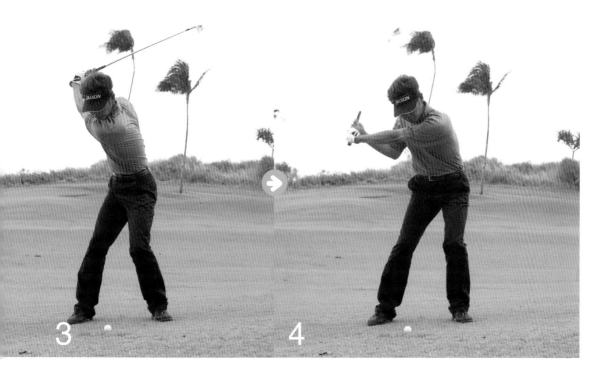

3

4

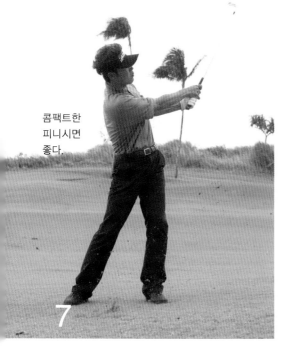

콤팩트한
피니시면
좋다.

7

드로우에 회전을 거는 것이 왼발이 올라가
는 옆 경사에서 할 수 있는 프로다운 방법이
다. 컷 궤도로 치면 지면에 헤드가 꽂힐 위험
이 있으므로 이를 막기 위해 클로즈드로 준비
하여 헤드를 아웃으로 빼 나가는 것이 좋다.

왼발에 무게를 실어서 친다

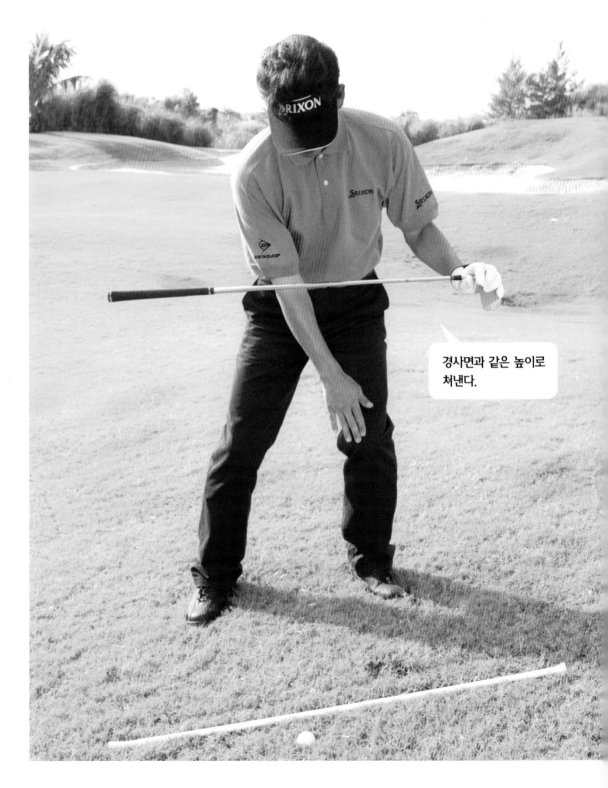

경사면과 같은 높이로
쳐낸다.

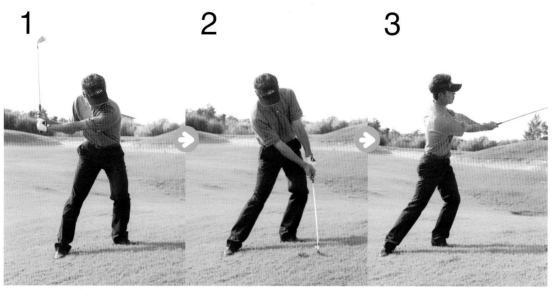

1 **2** **3**

▶▶ 어드레스에서 왼쪽으로 모은 무게를 이동시키지 말고 친다.

▶▶ 시선을 낮게 두고 위에서 예각으로 헤드를 넣는다.

왼발에 무게를 두고 경사면과 부딪치도록 치는 방법도 있다. 이른바 펀치 샷이다.

지면과 수평하게 서서 왼발에 무게를 모은다. 시선을 낮게 두고 위에서 예각으로 헤드를 넣는다. 경사면과 같은 높이에서 쳐내는 느낌의 샷이다.

이 샷에서 주의해야 할 점은 임팩트 순간에 헤드를 들어 올려 오른쪽에 무게가 남는 것이다. 이렇게 되면 거리가 맞지 않고 어디로 날아가게 될지 알 수 없다. 따라서 왼쪽에 무게를 유지하여 헤드를 낮게 내보낸다.

왼발이 올라가는 옆 경사의 셋업
(낮은 볼로 겨누는 경우)

스탠스 방향	스퀘어
무게 분배	왼쪽
볼의 위치	오른쪽 가까이
클럽의 페이스 방향	스트레이트
스윙 방향	얼라이먼트 대로
볼의 비행 방향	낮은 스트레이트 계통

왼쪽 무게로 부딪쳐서 마무리한다

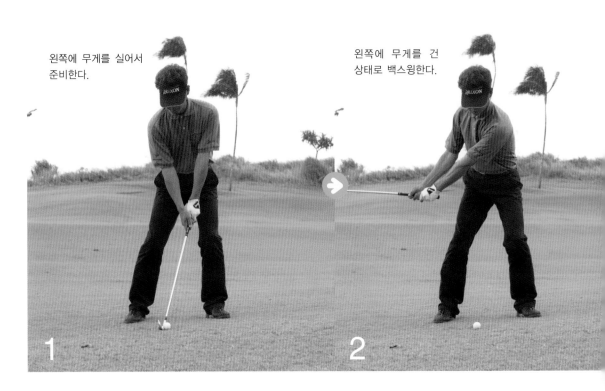

왼쪽에 무게를 실어서
준비한다.

왼쪽에 무게를 건
상태로 백스윙한다.

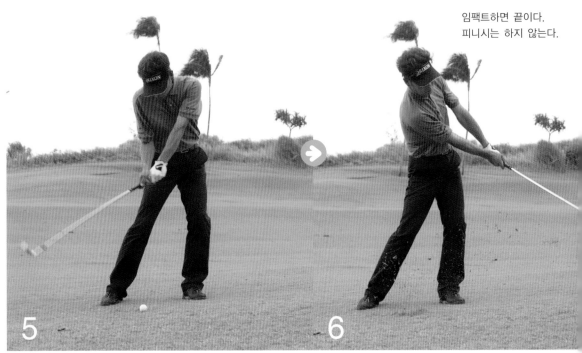

임팩트하면 끝이다.
피니시는 하지 않는다.

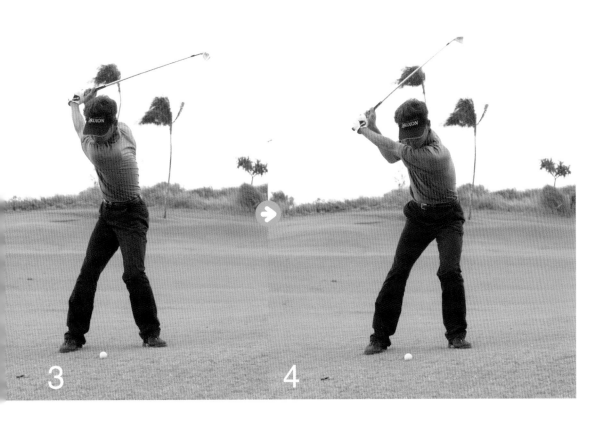

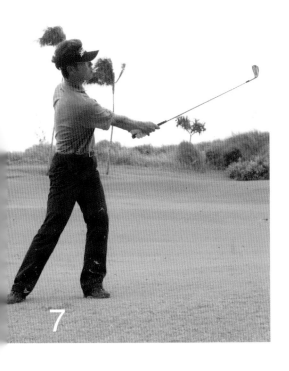

볼을 띄우고 싶지 않으므로 어드레스에서 왼쪽에 체중을 모아 그대로 무게 이동을 하지 않고 끝까지 친다. 클럽을 예각으로 내리면 솟아오르게 되므로 경사면대로 스윙을 하고 임팩트로 마무리한다는 느낌을 갖도록 한다.

몸을 멈추지 말고 친다

▶▶ 페어웨이와 마찬가지로 중심
이동을 하면서 친다.

프로선수든 아마추어든 페어웨이 벙커에서
는 절대로 더프를 하고 싶지 않을 것이다. 아
마추어는 이런 생각이 너무 강한 나머지 어드
레스를 고정하고 볼에 대려고 하지만 그 결과
중심이동을 할 수 없게 되어 헤드가 빨리 떨
어지는 실수가 나오게 된다.

한편 프로선수는 극단적으로 페어웨이와
동일하게 치는 것에 주의해야 한다. 확실하게
중심이동을 하고 치는 편이 좋은 결과를 낸다
는 것을 알고 있기 때문이다.

아마추어도 특별한 라이라고 의식하지 말
고 적극적으로 바디모션을 사용하여 치는 것
이 좋다. 동작이 끊기지 않고 하나로 이어지
는 느낌으로 스윙하는 것이다.

페어웨이 벙커에서는 어드레스에서 발을
디딜 자리를 고정하는 것이 중요한데, 그 자
리에서 치므로 확실하게 움직이기 위한 자리
를 만드는 것이다.

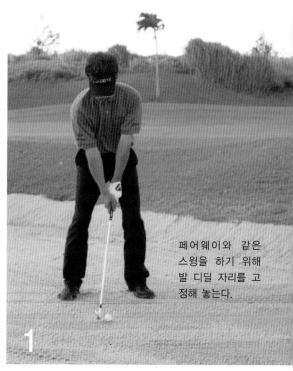

페어웨이와 같은
스윙을 하기 위해
발 디딜 자리를 고
정해 놓는다.

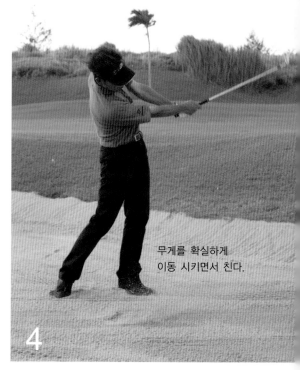

무게를 확실하게
이동 시키면서 친다.

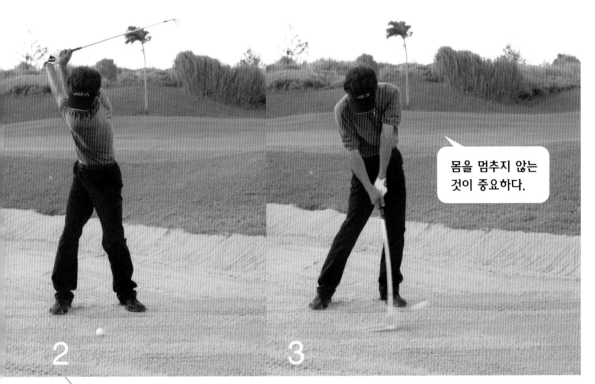

몸을 멈추지 않는
것이 중요하다.

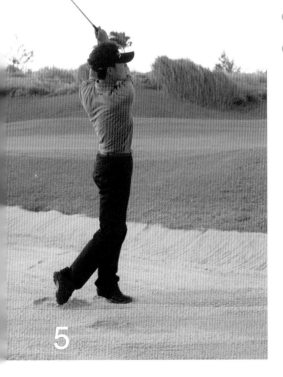

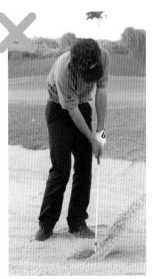

▶▶ 너무 위에서 치려고 하면 임팩
트가 '점'이 되어 실패하기 쉽다.

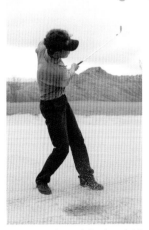

▶▶ 오른쪽에 무게가 남으면 볼
뒤를 때리게 되어 탈출에 실패
하게 된다.

절대로 턱에 닿지 않도록 클럽을 잘 선택한다

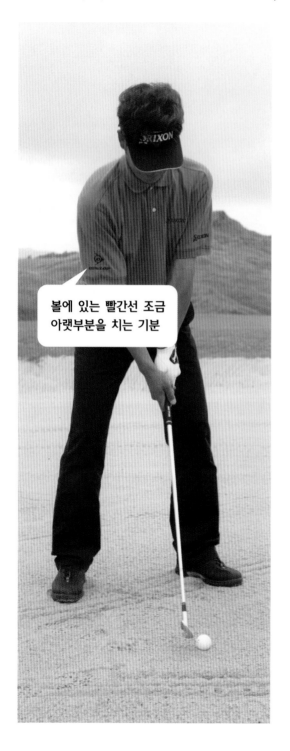

볼에 있는 빨간선 조금 아랫부분을 치는 기분

▶▶ 큰 번호의 아이언을 선택하여 더프에 주의하며 친다.

페어웨이 벙커에서는 치는 방법과 비슷한 정도의 클럽을 선택하는 것이 중요하다. 탈출하는 것이 최우선이므로 먼저 생각해야하는 것은 벙커의 턱에 닿지 않게 하는 클럽을 선택하는 것이다. 볼의 빨간선 조금 아래 부분 주위를 얇게 겨냥한다. 잘못 칠 가능성도 있으므로 턱을 간신히 넘길 정도의 아이언은 선택하지 않는다.

공을 떠 올릴 때에는 큰 번호의 클럽을 선택하고 슬라이스를 친다. 적정한 로프트를 가진 번호의 클럽으로 확실히 치게 되면 난이도가 바뀌지 않으므로 보다 안전한 공략방법이라고 할 수 있다.

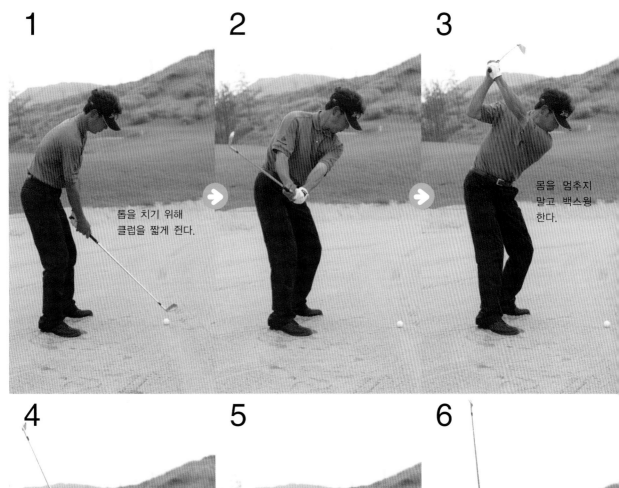

1

톱을 치기 위해
클럽을 짧게 쥔다.

2

3

몸을 멈추지
말고 백스윙
한다.

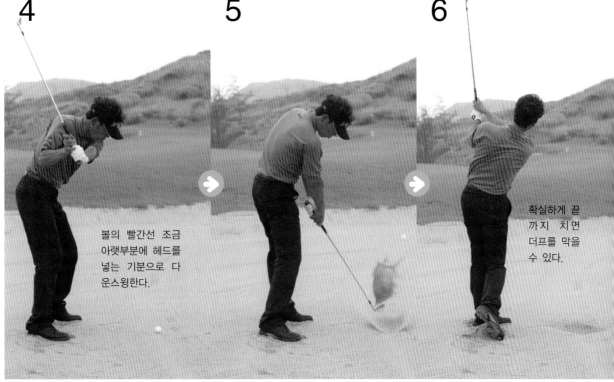

4

볼의 빨간선 조금
아랫부분에 헤드를
넣는 기분으로 다
운스윙한다.

5

6

확실하게 끝
까지 치면
더프를 막을
수 있다.

색인

번역 **신정현**

서강대학교 정치외교학과를 졸업하고 (주)웅진코웨이개발 기획실
일본대외 마케팅 담당을 거쳐 번역회사 (주)레모에서 일본어 번역
업무를 하였다. 현재는 일본어 전문 번역가로 활동중이다.

실력 향상을 위한

아이언 레슨

1판 1쇄 | 2005년 10월 31일
1판 6쇄 | 2015년 9월 25일
저   자 | 이노우에 토오루
감   수 | 이 근 택
발 행 인 | 김 인 태
발 행 처 | 삼호미디어
등   록 | 1993년 10월 12일 제21-494호
주   소 | 서울특별시 서초구 바우뫼로41길 18 원원센터 4층
           www.samhomedia.com
전   화 | (02)544-9456
팩   스 | (02)512-3593

ISBN 978-89-7849-314-7 (03510)

이도서의 국립중앙도서관 출판예정도서목록(CIP)은
서지정보유통지원시스템 홈페이지(http://seoji.nl.go.kr)와
국가자료공동목록시스템(http://www.nl.go.kr/kolisnet)에서 이용하실 수 있습니다.
CIP제어번호 : CIP2005002135